近視から子どもたちの目を守れ！

近視と闘い続けた眼科医からのメッセージ

編集　山名克弥
構成・文　野咲　蓮
組版　荒木香樹

はじめに

父も近視でした。私もまた、近視になりました。

何よりも辛かったのは十数年前のこと。

それは、当時まだ５歳だった長男が、私よりも６、７年も早くして、やはり近視を発症した時です。

その時になって私は、妻もまた近視であっただけでなく、私よりもその度合いが強いことを知りました。

近視の遺伝性に照らし合わせるに、長男の発症は必然のようにも思われました。

大変恥ずかしい話ですが、大切な子供の予期しなかった早期の発症に私たちは動揺し、妻と私は、それは大きな喧嘩もたくさんしました。

私は妻を責めました。

「この結婚は間違いだったかもしれない」そう、妻も私に言いました。

直後のヒステリックな反応があっただけでなく、その後の対処の混乱にあっては子供たちをも巻き込み、それまで平穏だった私たち家族は、一時は深刻な危機状態に陥っていました。


長い歳月を経て、やがて私たちはその苦難を乗り越えました。

一般の患者さんたちに向けた『近視進行抑制の治療法に関する本』を出版することを提案し、また何より強くそれを望んだのは妻でした。

私はと言いますと、同分野について既に自身の研究を基にした医学者向けの論文を書いてはいましたが、この頃遅れて、遂にその決意を致しました。

この本では、

- 近視という病気について、またその最先端の治療法について、
- 多くの人に未だ知られていない知識を、医師の立場から一般の方々に向けて、

•広く、正確に、そしてできるだけ分かりやすく伝えること
を、心掛けると同時にその目的としました。

ですがそれだけでなく、

•〝近視になるとはどういう事なのか〟ということを、

•自身の体験を例に挙げながら読者に伝え、これを機に一緒に考えていただきたい
とも考えました。

•とりわけ、小さなお子様がいて、不運にもそのお子様が比較的早期に近視を発症
してしまったご両親には、

•医師として以前に、同じ立場に置かれたことのある一人の人間として、
〝どうにかして力になりたい〟という強い思いがあります。

もちろん、それが当初からの妻の願いであり、私もそこに感化されたからです。

そのような思いと考えから、

・本書の章立ては『物語の章』と『サイエンス・ファクトの章』の2つに分かれ、その〝それぞれの視点〟から話を進めていくという構成を取っています。
(『物語の章』で触れる科学的な説明を要する事項の箇所につきましては、〝(↓『Sci~』で詳しく)〟と表記しました。後に出てくる『サイエンス・ファクトの章』でご確認いただければと思います)

また、インタビュアーの野咲さんの聞き手による『インタビューの章』もあり、妻の当時の回想録なども、加えて掲載しました。

小さなお子様がおられるお母様方などには、より身近な視点で読んでいただけるのではないかと思われます。

振り返りますと、〝近視〟は、私の思春期のあり方、その後の進路、医師になってからは、自らを捧げる専門の選択に強い影響を与えました。

そしてその後の子育て、更には子供の成長過程での家族の関係性にも大きな影響を及ぼしました。

ですが半生に亘り近視と向き合い続けてきたことは、今となっては、私の人生に深い教訓をもたらしたとも思うのです。

豊かな自然を見つめるのも、世界中のありとあらゆるビッグデータに手元でアクセスできるスマホを見るのも、目です。

情報社会はいよいよ進化し、〝目と生きていく時代〟です。目から得られるものも、目に伴うリスクも、これまでになかったほど大きくなっています。

そういった観点からは、眼科医の担うべき役割は今後ますます重要になっていくものと思っています。

そしてその役割を果たすには、長く、安全に、クリアに見えるための治療とアドバイスが求められるでしょう。

その意味においては大袈裟でなしに私は、眼科医とは〝近視に始まり近視に終わる〟と、そう考えています。

私が近視を発症したばかりの頃に話を戻します。

その頃に最も苦しかったことの一つには、短期における対処であれ、その後の展望についてであれ、心を許して相談したり頼ったりすることのできる人がいなかったという状況がありました。

そして当時は、医学的に根拠のある根本的な治療法といったものは、日本ではもちろんのこと、世界でもまだ確立されていなかったのです。

それから時は流れ、近視進行抑制に対する医学的な実証を経た治療法は、今や一定の確立を見るに至りました。

結論を一つ言えば、『早期の発見と適切な治療』を行えば、〝お子様の未来の目〟は守ることができます。

目に限らず病気について考えることには、どうしても不安がつきまといます。

その不安を少しでも和らげつつ、正しく知っておくべきこと、これからできることについて、たくさんのことを伝えられたらと思います。

近視になるとはどういう事なのか。
そして〝目のこれから〟について。
希望を持って、前向きな気持ちで。
さぁ皆さん、ご一緒にじっくりと見つめ、考えて参りましょう。

目次

Story 1

発症

始まりは、さしたる前触れもなく唐突に訪れました。

小学6年生から中学1年生に上がる春休みのことです。何となく、〝カレンダーの文字が読みにくいなぁ〟くらいには思っていたのですが、その時、既に私の近視は発症していたのでした。

それが近視であるということは、少し遅れて、中学に入学して最初の健康診断で発覚しました。そこで受け取った健診結果を持って、父と初めて眼科を訪れた時のことを思い出します。

私に連れ添い、メガネを掛けていた父を見て、「遺伝でしょうね？」とその時の先生は言いました。「仕方がないですね」といった感じのニュアンスでした。

それを聞かされた父は、「片方の親だけがそうでも遺伝するのか」と家に帰ってからも落ち込んでいました。

驚くべきことには、若い頃から目の悪かったことを強く気に病んでいた父は、「近視が遺伝するのを避けるために、目の良い女性（つまりは私の母のことですが）を結婚相手に選んだのに……」と私にこぼしたのです。八つ当たりにも近いような吐露でしたが、それほどまでにその時のショックは大きかったのだと思います。

父の落胆するその姿を見た私もまた、落ち込みました。今から思えば遺伝にせよ教育の結果であるにせよ、それは私のせいではなかったわけですが。

少なくともその時の私は、何だか父に対して申しわけないような心持ちがしました。自分自身で思うことよりも、人から言われたりすることの方が、子供の頃などは特にかえって鋭く胸を刺すこともあるのだと思います。

近視の発症から暫くは、視力の悪化は急速に進行していきました。〝あっという間に、どんどん悪くなる〟といった感じです。

その頃のことは、今になって思い出しましても、キツく胸が痛みます。

中学１年生の春の健康診断の際に視力０・５と測定され視力の低下が発覚したのですが、その年の夏の終わりにメガネを掛けると決め再度の検査を受けた時には、既に０・１にまで下がっていたのです。たった３カ月あまりの間での進行です。その後も、視力の低下は止まりませんでした。新しく買ったメガネを掛けてもすぐにまた度数が合わなくなるといった有り様で、私は視界のぼやけた世界に身を置いていました。

理由は遺伝だけではなかったと思われます。

メガネを掛けると、それが網膜と眼軸長に対する刺激となって、更なる近視の進行に拍車をかけてしまうからです。コンタクトレンズについても、同様のことが言えます（この辺の理論的な説明は、追って後ほどＳｃｉ４の章で詳しく述べることと致しましょう）。

近視は進行していきます。

ただ、その間じっと手をこまねいてその経過を見ていたわけではありません。その当時の私は若く、また医師どころか医学生ですらありませんでしたから、努力すれば自分の力で、近視を克服することができるのではないかと考えていました。悲運に立ち向かう情熱はありましたが、発症のメカニズムは知りませんでした。

〝人並みに見えるようになりたい。

そのために、何か良い方法はないか〟。

中学2年生くらいになりますと、私は書店に行って、視力に関する本を探し始めました。

〝近視が治る〟、〝視力が回復する〟、〝目がぐんぐん良くなる〟……等々。本の帯から目に飛び込む、景気の良い謳い文句が私の心を踊らせます。

近隣数軒の書店の中の〝健康に関する雑誌・書籍〟のコーナーを回り、月に一冊とか、無理のない範囲ではありますが、そうした本を少しずつ買い揃えていきました。

一冊の値段は大体７～８００円程度だったと思います。私の家は貧しく、中学生の時の最初のお小遣いは確か月に１５００円くらいだったと思いますから（その後、少しずつ上がっていき高校生では３０００円）、それは決して小さくはない買い物だったと今になって分かります。

ほどなくして、漫画本ばかりが並ぶ私の部屋の本棚の隅には、目にまつわる本の小さな区画ができていました。

それぞれの本には、それぞれの近視に関する簡単な解説と、目を良くするために実践すべき方法、そしてそれを継続することによって回復した人たちの喜びの声などが書かれていました（〝どこの栓を捻るとそんなに美味しい水が出てくるのだろう〟という、例の蛇口です）。

総じて言えそうなことは、〝遠くを見ると良い〟ということでした。さっそく私はそれを実践することにしました。

その頃の私は、兵庫県の豊岡という所に住んでいました。

兵庫県と一口に言いましても、南は神戸三宮など栄えたイメージもありますが、北に行くにつれ次第にのどかさを増していきます。

私の田舎はと言いますと、〝豊岡は周り見渡せば山〟といった感じで、遠くのものを見るには事欠かなかったのです。

緑もまた、目に良いということでした。

身体を揺らしながらぼんやり遠くを見ると、目の筋肉が一層リラックスされて、回復に役立つという知識もそこに付け足されました。

そうやって、少しずつ増えていく知識を掛け合わせて繋いでは、毎日の訓練を充実させていきます。

結果として、

『肩や首のストレッチなどを含む体操を1セット、それから無心の状態で身体を揺らしながら遠く山々の緑を眺める』

という、初期の〝視力回復ルーティン〟が確立されました。

ところで、目に関する本を読むこと自体は苦痛ではなく、むしろ密かな楽しみでもありました。

具体的に役に立つ箇所だけをマーカーでチェックするといった読み方はせず、図解などは絵を眺めるようにして何度も見ていた気がします。

殆どはそれぞれのイチ押しの対処法を紹介する本ばかりでしたが、目の構造の絵なんかも出てきたりして、角膜、網膜、水晶体の根っこに毛様体……等々、医学的知見と呼ぶには程遠い素人見識ながらも、少しずつ目のことや近視に対する理解を私は深めていったのでした。

その時に見た図解は、今こうして書くために思い出していても何やら青春の1ページのようで、懐かしく思い出されます。

そのような構造上の理解というのは、近視を治すという本来の目的からはやや逸《そ》れたものではありましたが、不思議と私の興味を強く惹きつけました。今振り返ってみましても、やはり自分は眼科医という道に進むのには適性があったようにも思われます。

ただ残念ながら、それらの知識をミックスした毎日のトレーニングが、強度の近視に至った私の視力に目ぼしい効果を実感させることはありませんでした。

中学校時代の部活についても軽く触れておきますと、最初はバスケットボール部に入部しました。

実を言えば、本当は野球部に入りたかったのですが、それには父の強い反対がありました。

その当時は、運動を本格的にやると言えば野球部といった時期（時代）でした。サッカーブームなどが来て、やがて様々な競技にスポットライトが当たるようになるのはもう少し後になってからのことです。

「部活にのめり込み過ぎると勉強に支障をきたすに違いない」というのが反対の理由でした。一級建築士だった父には、そういう〝過度に教育熱心なところ〟もありました。

バスケットボールは選手同士の接触もある激しいスポーツです。言うまでもなく、近視は大変な障害となりました。

当時はまだソフト・コンタクトレンズもなく、メガネを掛けてのプレイ。もちろん、お洒落でタフなゴーグル形状のスポーツ用グラスなどではなく、ただの普通のメガネです。恐らく、ベスト・パフォーマンスの半分も発揮できていなかったのではないでしょうか。

そんなわけでバスケットボール部については長くは続きませんでしたが、ほろ苦い思い出もあります。

ある時、リバウンドのボールを競って、相手の突き上げた肘が私の顔に当たりました。弾き飛ばされ転倒した私の視界はぼやけ、私はボールではなくメガネを探していました。一人コートを這い回りようやくそれを拾うまでの間も、プレイは続行していたのです。その時の置き去り感は、今も鮮明かつ鮮烈に思い出されます。

接触競技に懲りた私は、次は陸上部に入りました。

一人、誰とぶつかることもなく、自分を追い込みながらも自らのペースで黙々と走ることは（つまりは〝ストイックさ〟のことですが）、少なくともバスケットボールよりかは、自分の性に合っているような気もしました。もちろん、メガネを掛けていることのデメリットも小さくて済みました。

ですが、折り悪く盲腸を患ってしまうなどして、結局はそこも早々にやめてしまいました。

スポーツについては、目が原因というだけでもなく不思議と縁に恵まれなかったような気もします。そんなせいもあって、〝一人部活の近視研究部〟とでも言うべき目の探究に向けては、いよいよ一層の熱が入っていきました。

さて、近視に関する研究や本に書かれた回復のための実践を行うようになり、暫く経ってからのことです。

私の家の郵便ポストに吉報（？）が舞い込みました。

それは一通の広告チラシでした。その内容は、視力を回復させる治療器についての宣伝だったのです。

〝凝り固まった目の筋肉に超音波を当てることで、視力はみるみる回復する〟

チラシの見出しには大きな太字でそう書かれていました（もちろん、その下には回復者たちの喜びの声も）。

〝超音波！〟

その響きは、私の心を強く捉えました。

オリジナルの回復体操を継続してそれなりの月日が虚しく過ぎていました。〝藁にもすがる思い〟などとはよく言いますが、この時の私の心境がまさしくそれでした。

物事が思うように行かないとき、煮詰まった目先を変えてくれるものには、人はハッとさせられ過度の期待を寄せてしまうのでしょう。毎日の欠かさないルーティンにもかかわらず、むしろ私の近視は更に進行していました。

〝これを当てたらそんなに治るんだ……〟

私の胸は高鳴りました。

ですが、その値段が問題でした。治療器はなんと、10万円を超えるものだったのです。

私は頭を抱えました。その時代、中学生のアルバイトなどは親も絶対に許してくれませんし、倹約したところでお小遣いやお年玉を合わせても、とても足りません。

既に述べましたが私の家は貧しく、親にとっても10万円の治療器は決して安い買い物ではないハズです。値段を言っただけでも父に厳しく怒られるような気がしました。なので、チラシは勉強デスクの引き出しにしまいながらも、私は視力回復治療器の入手を断念することにしました。

数日経っても、その治療器のことはどうしても頭から離れませんでした。〝治せるはずなのに〟、というもどかしさが胸を締めつけるのです。私は思い詰めて、父に相談することにしました。

そう決心した夜のこと、捨てずに取っておいたチラシを持って、私は父の部屋のドアをノックしました。

父は黙って紙面にじっと目を落としていました。否定も肯定もせず、重たい沈黙が流れました。〝10万円〟という金額に父が躊躇しているのは明らかでした。

遂には私は、父に土下座をしていました。泣き出しそうになるのを堪えながら、「どうかお願いします」と何度も言ったことは覚えています。

「飽きて途中で投げ出したら許さないからな」

父は、暫くしてから静かな声で私にそう言いました。

こうしてあの時のことを思い出していますと、父がどれほどまでに私の目のことで落胆し、またその後、どうにかして回復することを密かに願っていたのか。子を持つ親の身になって初めて、その気持ちが分かったような気がして胸が熱くなります。

数日経って、無事に治療器が届きました。

恐らくはきっと期待が大きすぎたのだと思います。それは一見、高額で高機能な治療器にしては簡素なものに見えました。もちろん口には出しませんが、内心少しガッカリしたのを覚えています。

それでも、治療器の効果は使い続けていくうちに実証されるかもしれません。

〝毎日、欠かさずにきちんと使おう〟、そう私は強く決心しました。

「確かに超音波が出てるみたいだな」

コップの水に治療器を向け当て、微かに揺れる水面を見ながら小さな声で呟いた父の声を思い出します。

それは、ピストルのような形状をした治療器でした。スイッチを入れると、先端の金属部分から超音波が放射されます。銃で自らを撃つような格好で、ワンセット片目ごとに5分ずつ、毎晩のこと目に当てていました。

体操がてらの遠見と、超音波治療器。

他にも、継続に至らなかった細かなことは幾つかあったような気もしますが、主たる軸として長く続いたのはその2つでした。

昼は明るいうちに、体操をワンセット、続けて身体を揺らしながら豊岡の山々を眺め、夜は寝る前に、ベッドの上で超音波を目に向けてじっくりと照射する。

14歳からの数年、私の視力回復への地道な試みの日々は続きました。

Science Fact 1

遺伝～先天的要因

『サイエンス・ファクトの章』では、『物語の章』に出てきた題材を元にして、目に関する〝科学的な知識〟を皆さんにお伝えしたいと思います。

私は、医学者という立場においては、科学的真理を探究してきました。

科学的真理というのは、私たちの事情や願望とは関係のないところで、常に正しくそうなる原理のことを意味します。

しかしそれを知ることで、私たちは何かが起きた時にも、いたずらに動揺したり間違った決めつけをせずに、きちんと対処することができるようになります。

近視を発症してしまった目についても、放置することも過敏に反応することも誤りで、その状態を正しく知り、その後のリスクを避けるための適切な処置を速やかに行うことが大切です。

本書は医学者向けの専門誌ではありませんので、必要以上の深入りをすることは避けますが、目のことをよりよく知っていただけるために、できる限り分かりやすく、そして様々な角度からたくさんの知識をお伝えできるように努めていこうと思います。

近視は遺伝します。

遺伝するとは、近視発症の先天的な要因になるということです。

もう少し柔らかく言いますと、お子様が過ごす環境や生活様式にかかわらず、親の性質を受け継いで近視になってしまうかもしれないということです。

近視の遺伝性についてはインタビュアーの野咲さんも驚いていましたから、或いは若い方たちの間では、意外と知らない方も多いのかもしれません。

私の家系を例に挙げますと、祖母、父、私、そして息子たち（長男と次男）が近視になりました。

なんと、驚くべきことに4代に亘っての近視継承です。

もちろん、そこには事後的な環境負荷による影響もあるでしょうが、発症時期やその後の進行の早さから見ましても、根本には遺伝的な要因が強くうかがわれます。

近視の遺伝性については、昔から〝背の高さ〟に例えられることが多く、また分かりやすいと思われます。

詳しくは『近視のメカニズム』の章で追って述べますが、近視とは、〝眼軸長が伸びた状態〟と言い換えることができます。

〝眼軸長〟とは、要するに〝目の奥行きの長さ〟のことだと思ってください。

そして近視が遺伝するのは、その眼軸長が遺伝するのだと考えられています。背丈の長い（背が高い）のと同様に、眼軸の長さもまた、親から譲られるということです。


近視の遺伝性についての統計を大まかに述べましょう。

両親のうちの片方が近視である場合には、その子供の近視を発症する確率は、そうでない子供のそれと比べておよそ2倍になります。

両親ともに近視であった場合には、その確率はぐんと跳ね上がり、およそ5〜6倍になります。これは、ほとんど近視になってしまうと考えていいほどの高い数値です。

ネガティブな要素の遺伝性を知り、落ち込んでしまった方もおられるかもしれません。

ですが、近視を発症する要因は他にもあり、また仮になってしまったとしても今は治療する方法もあるのですから、そうした先天的な要因について過度に敏感になったり悲観したりする必要はありません。

ただし、これらは統計に裏打ちされた事実ではありますので、例えばご両親ともに強度の近視のご家庭などでは、お子様が比較的早期に近視を発症するリスクが高いということだけは、予めしっかり踏まえておいた方がいいと考えます。

近視の発症の原因は一つではないのですが、かつてはこの遺伝性を原因の中心として見る考え方が支配的でした。

遺伝性に偏った考え方は、弊害ももたらしました。

例えば、ずいぶん昔には、目が悪くてもメガネを掛けるのを躊躇《とまど》う女性がたくさんいました。なぜかと言えば、〝近視の女性に対する差別〟があったからです。

なぜ近視に対する、またとりわけ女性に対する差別があったのでしょうか。

科学的な根拠のある治療法が当時はまだ確立されていなかったということも一因として確かにありますが、そこにはもっと大きな理由があります。

それは、日本が戦争をしていたからです。

強度の近視を発症した者は、兵隊になるための検査で落とされました（戦場での戦闘はバスケットボールよりもハードですから自然なことです）。

なので、近視の女性は、〝お国のために役立つ子を産めない〟と考えられたのです。

言うまでもなく間違った考え方であり、もちろん、今ではもうそんな社会的風潮はありません。

『発症』の章で書きました私の近視の発症の際に父が見せた落胆なども、若い方たちなどからするといささか大袈裟に感じられたかもしれません。父を擁護するわけではありませんが、そうした日本での近視に対するかつての捉え方も背景として見れば、幾分かはその気持ちも分かっていただけるのではないかとも思います。

余談ながらもう少しだけ差別の問題に深入りしますと、この頃では新型コロナウイルス（＝ＣＯＶＩＤ－19）の感染者への接触者（看護師など）に対する、不合理で非科学的な差別的対応も大きな社会問題となりました。

人間は、よく知らないものに対しては恐れを抱きます。必要以上に遠ざけたり、時には恐怖心の反動として攻撃を加えたりもします。

分からないものについてこうだと決めつける前に、データをきちんと集めそれを正しく知ろうとする姿勢は、時が経ち現代に至ってもなお、とても大切なことなのだと私は思います。

やがて、日本では近視に対する差別の反省・反動から、〝近視は個性である〟というふうに教育されるようになりました。

この場合の〝個性〟とは、〝活発だ〟とか〝奥ゆかしい〟といったキャラクター（性格）的な意味合いではなく、〝個体の持つ属性〟を意味します。

差別から転じて個性とされ、個性という言葉の響きやイメージも後押ししてか、その後、近視は放置されるようになりました。

これは、治療法がなかったのだから仕方がないということで済む問題でもありません。他の先進国と比べてみましても、近視の解明やデータの集積などに、日本はそれほど積極的には取り組んで来なかったのです。

先天的な要因は無視できませんが、だからと言って近視について放置したり諦めたりするべきではありません。

そして、進行の抑制（悪化を防ぐこと）について有効な手段が生じた今、治療法が全くなかった頃の考え方を私たちは積極的に転換すべき時期にあると言えるでしょう。

遺伝につきましては、そのような課題および問題点について、最後に指摘しておきたいと思います。

CHAPTER's VIEW

（本章の流れ～これが分かれば、誰かに話せる！）

◆遺伝性は、近視の発症の〝先天的な要因〟になる

↓遺伝性は近視を発症する原因として、かつては支配的だった

↓戦時中などには、近視に対する差別さえもあった

↓データを集積し、正しく知ろうとする姿勢は大切

↓その反省から、〝近視は個性〟と教育されるようになり、また、その反動から放置されるようにもなった

↓有効な治療法ができた今、〝諦めずに早めの対処をする〟という考え方に私たちは転換するべき時期に来ている

Science Fact 2

環境負荷～後天的要因

近視発症の要因として、前章では〝遺伝〟について述べてきました。

その遺伝性に加えまして、もう一つの大きな要因として挙げられるのが〝環境による負荷〟です。

遺伝性が近視発症の先天的な要因であったのに対し、環境的な負荷は、後天的な要因と位置づけられます。

〝遺伝と環境負荷〟

何よりこの2つが、近視発症の原因となる大きな柱として考えていいものと思います。

例えば、両親が二人とも強度近視で、なおかつそのお子様が幼少の頃から勉強やゲームなどで目を酷使していたとすれば、早期に近視を発症するリスクは、一般の人たちと比べてかなり高まるということです。

近視が増えている。

そう世界に広く訴えかけたのは、２０１５年に『ネイチャー』というイギリスの科学雑誌に掲載された論文でした。

１９６０年頃からの継続的な調査を基に過去の50年間を振り返ると、近年、右肩上がりに、爆発的に近視が増えている。流行り病のようにパンデミックになってきているのだ、と。

この警鐘を機に、〝現代人の生活環境の変化に伴う近視の増加〟に大きな注目が集まりました。

〝マイオピア・ブーム〟と呼ばれます。

また、オーストラリアのブライアン・ホールデン視覚研究所による発表（２０１６年）によれば、２０５０年、今から30年後くらいには世界の全人口の半分が近視になるであろうとされています（つまりは、人類の半分が近視に……）。

更には、近視の中でも重度の部類の強度近視についても、10％に達するのではないかという恐るべき予測もあります。

日本に目を向けますと、国内で久しぶりに行われた慶應義塾大学の調査（2019年）によれば、〝都内の中学生のおよそ95％（！）が近視である〟という驚愕のデータも報告されています。

世界の平均と比べても高いのは、

- 日本は電子機器の普及した先進国であること
- 日本を含めたアジア人は欧米人と比べてもともと近視の割合が大きかったこと
- 東京の子供たちはとりわけ激化した受験競争にさらされていること

等が、その原因としては考えられるでしょう。

あくまで〝都内の子供（中学生）〟という一部についてのデータではありますが、やはり見過ごせない深刻な問題です。

一つのサンプルとして私の場合を検証してみますと、田舎の豊岡育ちながら、小学校の高学年になる辺りからは勉強が本格化しました。

その勉強においては、成果主義とでも言いますか、〝テストで満点を取ったらご褒美に漫画を一冊〟という父の教育方針があったのです（その当時は『ドラえもん』を一巻ずつ揃えていました）。

また、お年玉をもらったら大好きなゲームウォッチを買うといった感じで、〝勉強に漫画にゲーム〟と、目に対する負担は年々着実に大きくなっていました。

そして私は小学校6年生の終わりの頃に近視を発症したのですから、やはり、発症はそのような環境と深く関連していたと思われます。

より丁寧に、科学的な慎重さをもって検証して行きましょう。

〝急激で爆発的な増加〟という現象は、遺伝的な要因だけではうまく説明がつきにくいものです。

一方で環境面に着目した場合、直感的に言っても、急激な近視人口の増加は説明がつきそうな気もします。

実際、近視の〝発症年齢の低下〟も指摘されています。

昔は小学生で近視になる子といったら、よほど遺伝性が強い場合などしか考えられなかったのが、今では低学年で近視になる子も珍しくはなくなりつつあります。

学校の授業でもタブレットを用い、生活ではスマホを常備、塾の宿題の合間にはゲームもしたり……。今どきの子供たちの目を巡る環境はとてもハードです。習い事なども多く、忙しいお子様が増えていますよね。私の幼少の頃は、もう少しゆっくりと時間が流れていたようにも思われます。

ただし、目を悪くすると考えられる要因は一つではありませんから、〝具体的に、何が、どのくらい目に悪いのか〟ということを数値化するなどして正確に提示することはできません。繰り返しになりますが、ある行為の是非を、〝目に悪そうだ〟といった印象から早急に決めつけるのは科学的な態度ではありません。

ですが、〝近くばかりを見る機会が増えたこと〟、〝外で遊ばなくなったこと〟の２つは、私のこれまで積んできた経験（研究、生活）から言いましても、近視を発症させる強い要因と見て、まず間違いないと思われます。

統計的に実証されたものとしては、例えば、「外遊びを一日2時間以上していると、両親とも近視の子供であっても、近視の発症率が低く抑えられて、そうでない親から生まれた子供とほとんど差がなくなる」というデータは、既に出ています。外遊びの及ぼす環境的なプラス要因が、遺伝性のネガティブ（本来なら発症率は約5～6倍）を上回っているのだろうと考えられます。

この頃は、慶應義塾大学の坪田一男教授らによる「太陽光に含まれるバイオレットライトが目に良い」という報告が、大変に大きな注目を集めました。

バイオレットライトの目に及ぼす効果のみならず、外で遊ぶ時には遠くも見ますし、スマホを見たりゲームをしたりする時間も相対的には減少するでしょう。

そうした様々な要因が、視力の低下を防ぐ結果に総合的に寄与しているのだろうと考えられます。

ところで、マイオピア・ブームが巻き起こった帰結として、近年は近視に対する見方も大きく変わってきました。

〝近視の増加を見るに、その発症原因は遺伝だけではないだろう。だとしたら、予防や治療もその分だけできるのではないか〟

という、前向きな考え方の変化が流れとして生じてきたのです。

ここまでが、『サイエンス・ファクト2の章』における一つのまとまりとなります。

『サイエンス・ファクト1の章』も含めまして、ここで一連の流れを整理しましょう。

かつては、近視発症の原因として遺伝が重視されました。

さしたる治療方法はなく、予防やその後の措置といった観念も希薄で、〝なるのは仕方がないし、あとはメガネで〟という（残念な）風潮がありました。

その後、近視を発症する人の割合が爆発的に増えました。とりわけ、小さな子供の早期での発症が目立つようにもなりました。

急激な変化は遺伝では説明がつきません。そこで、これまでは遺伝性ばかり重視されてきましたが、実は環境要因も大きいのではないかと考えられるようになります。

そして〝後天的な要因もあるのだとすれば、予防するとか治療をするということもできるのではないか〟と、近視の対策について前向きに捉えられるようにもなってきたのです。

自然とは、〝合理的な意味で自然なこと〟を指します。そして私たち人間の身体もまた、自然です。性質を周囲の環境に合わせる〝適応〟という変化は、その自然な反応の一つです。近くばかりを見るなら、近くにピントがあった方が良い。やや皮肉な言い方をすれば、眼軸長が伸びるというのは、そうした自然な適応と見ることも可能なのです。

〝生活様式や普段の行動に伴う環境の変化に適応して、小さな子供たちの近視の発症が増えている〟

このことは、単に目の問題だけにとどめるべきではない大きな問題を私たちに提起しています。

先に挙げました〝子供の外遊びの減少〟につきましても、外で遊ばないことは、視力の低下を招くということのみにとどまらず、肥満、コミュニケーションや運動能力の低下などにも影響をもたらしている可能性は否定できません。

ともすれば〝近視発症の低年齢化の問題〟とは、少し引いたところから見てより大きな視座で捉えるならば、『現代人の生活全般に関する問題』と考えることはできないでしょうか。

・豊かな人間性と子供の視力をリンクさせる
・そして、子供たちが健康的に活力的に成長するのを見守ること

そのようなおおらかな視点から、子供の目のケアについても考えていただければと思います。

直近で気になる兆候を一つ、最後に挙げておきたいと思います。

コロナ対策の一環として広がった外出自粛ですが、子供が家に籠もりスマホやタブレットを使用する時間が大幅に増えたせいで、近視の発症者数の増加が懸念され

始めています。

これは、身体の耐久性を度外視してテクノロジーに傾倒することで生じる危険性を示す一例です。

既に世界中から、外遊びの減少やデジタルデバイス使用時間の増加の影響を危惧するレポートが続々と上がってきています。

調査の今後の進展が強く望まれます。

CHAPTER's VIEW

◆『遺伝と環境負荷』

近視の発症の原因には、遺伝性という先天的な要因に加えて、環境的な負荷という後天的な要因も挙げられる

↓マイオピア・ブーム、近年、近視の爆発的な増加

↓僅か30年後には世界の人口の半分が近視に、強度近視も約1割に

⬇ゲームや受験勉強など近くを見る割合が増えたこと、外遊びの減少など、環境の負荷がその原因としてうかがわれる

⬇後天的な要因ならば、予防や治療という働きかけもできる

⬇目の問題にとどめず、〝子供の健全で健康な発育〟という、より大きな視野に立って子供の成長を見守るべき

Story 2 医師への道

月日は流れ、私は高校生になりました。

つつがなく学業に励み、地元の、進学校である兵庫県立豊岡高校に入学しました。近視を克服するための挑戦は続けられていましたが、それも高校２年生になる頃には、やがて絶望に変わっていました。視力は一向に回復せず、度の合わないメガネを掛けて過ごしていました。

高校３年生になりますと、大学受験が近づくとともに、将来の進路も考えるべき時期になりました。

ここは私にとっての一つの転機となります。私は、医学部を受験することを決意しました。

もちろん、医師の資格を取って眼科を専門とし、近視の研究および治療を行いたいという思いからです。

長く続いた視界のぼやけた生活にもいつしか慣れてしまったのか、自分の目が見えるようになるということよりも、何か、目に対する探究心の方が重心を占めていた様な気もするから不思議です。自分は治らなかったので、時をかけてもいつか〝治すような治療がしたい〟という潜在的な願いも、そこにはきっとあったと思います。

その時に相談した塾の先生は、動機も含めて私の話を丁寧に聞いてくださり、その上で背中を押してくれました。

「いいんじゃないか」父も賛成しました。

父は田舎（豊岡）の工務店に勤務する建築士だったのですが、〝私にもその道を〟という気持ちは特になかったようです。

ところで、大学受験において医学部というのは全体的にハードルが高く、狭き門となっています。

わが家の家計事情では学費の高額な私立大学はとても無理ですので、その中でも難関の国立大学か自治医大という選択肢しかありませんでした。

そのため、工学部あたりを志望していた時には少なくともＢくらいは出ていた合格判定も、医学部志望で模試を受けると、すぐにＤからＥくらいにまで落ちてしまいました。「Ｄ判定」というのはつまり、仮にそれが本番でその点数だったら不合格ということです。

それでもやはり、絶望を転じて新たな目標を設定することに希望を見出していた私の心は折れず、また目（視力低下）の不安のことも一時は忘れ、この時は一心不乱に勉強に打ち込みました。

合否に悩む以前に頑張ることができたのは、それが単なる大学入学試験ではなく、将来のしたいことに繋げるための試験だったということが大きかったのではないかと思います。

受験勉強もまた、視力回復の探究の場合と同じくメインは独学でした。

中学の早いうちからメガネの度数が合わなくなり、席が後ろの方ですと黒板がよく見えなかったので、当時の先生方には大変失礼ですが、授業はほとんど聞いていませんでした。何を考えていたのかは覚えていないのですが、窓の外の緑を眺めたりしながら、いつも授業中はぼんやりしていたような気がします。

その代わりに、自分で勉強するという習慣が早い頃から身についていました。独力学習の忍耐強さは、例えば論文を書くときなど、その後の人生においても大きな支えとなりました。

そんなわけで一時は浪人も覚悟していたのですが、幸運にも現役で合格することができました。

その時の私には、合格は神様のご褒美のようにも感じられました。或いは今こうして医師になれたことは、〝近視のおかげだった〟と言えるのかもしれません。

難関の大学受験も無事にくぐり抜け、医大も順調に卒業し、24歳の春、私は医師になりました。

医学生時代はどうだったかと言いますと、その間は比較的、平穏な時期だったようにも思われます。

近視の問題は依然として膠着状態でしたが、新しい目標に向かって一段ずつ階段を上っている段階だったからでしょう、不思議とそれに対する苛立ちのようなものは、その時期にはほとんどありませんでした。

その学生時代に、妻との出会いがありました。妻は助産師の仕事をしておりましたが、私が地域医療の勤務で淡路島に移り住む際に一緒について来てくれました。そして26歳の時に結婚をし、その翌年には長男も誕生します。

『はじめに』の章でも触れましたが、近視の者同士が惹かれ合ったかのように、妻もまた、決して軽くはない近視でした。発症したのは私よりも少しだけ早く、小学5年生（10歳）の時だったそうです。

結婚する前からソフト・コンタクトレンズをしていることには気づいていましたが、まさか強度近視だとは思っていませんでした。また、父とは違って、そこを詳しく問い詰めようとまでは思いませんでした。

ですが、仮にたまたま妻が強度近視であることが分かったとしても、やはり私は変わらずに、妻と結婚したハズです。そして今と変わらぬ道を進み、これまでと同じ苦難と戦ってきたでしょう。

もちろん、互いに事前に遺伝要因を知り、あらかじめきちんと話し合っていれば、いたずらに動揺したり喧嘩をしたりすることは、ある程度までは避けられたのかもしれませんが（苦笑）。

医師になることを志してからは、勝ち運（受験）にも恵まれ順調な道のりを歩んできたのですが、医師の資格を取ってから暫くの間は、足踏みの時期がありました。

言うまでもなく、私は一刻も早く眼科医になりたかったのですが、事情がそれを許しませんでした。義務年限と言って、入学する時に大学と交わした契約任務がありました。

自治医大は〝地域医療に貢献する趣旨〟の大学です。義務年限の期間はその趣旨に沿って勤務します。そのため、なかなか念願の眼科に進むことは叶いませんでした。

最初の5年間くらいは内科中心になっていて、ようやく6年目に後期研修というのが始まります。

自治医大のシステムというのは、前期研修は全部の診療科、内科、外科、小児科……と順に回っていくことになります。そして、それぞれの科についての研修を積みます。

その後、1年や2年刻みで指定された地方に行って、地域の医療に貢献しました。片田舎の小さな診療所に勤務したりもしました。山間であったり、はたまた島もあったり、それぞれの風景が懐かしく思い出されます。

さて、6年目からは後期研修に入ります。

そこで初めて、専門が選べるということになりました。そうして遂に、〝念願の眼科〟で自治医大のさいたま医療センターに入職しました。その当時は、〝大宮医療センター〟と言いました。まだ、浦和市・与野市と合併される前の大宮市だった頃の話です。

それから2年、眼科の研修をして、一定の経験と研鑽を積みました。

そうした経緯もありまして眼科医になるまでの道は思うようには開けなかったので、その時期には焦りもありました。

「いっそ内科医にでもなって、豊岡辺りで開業でもしたらどうか」父などは時おり、私に言いました。

〝これから目（眼科）の時代が来る〟と確信する私ですが、当時は眼科といえば、どちらかというと地味なジャンルに位置づけられていたかもしれません。目洗い眼科、〝目を洗うくらいしか治療がない〟というやや侮蔑的な言葉もあったくらいです。

自治医大の趣旨にはやや反するかもしれませんが（苦笑）、〝都会で眼科医〟という、かつての決意に憧れも入り混じった希望が、田舎育ちの私の心の底にはありました。

〝30にして立つ〟と言いますが、眼科医になった時、私は29歳になっていました。今こうして振り返ってみますと、眼科医になることはできたにもかかわらず、それは〝目の探求〟への情熱を少し忘れかけていた時期でもありました。その頃はといえば、長男が誕生して、そろそろ3歳になろうかという時期でした。父になった喜びとでも言いますか、家庭は幸せで、私は満たされていました。そのせいもあったでしょうか。近視という、長年打ちのめされ続けてきた治療法の見えない大きな壁に、取り組み立ち向かう気持ちや気迫もどこか薄れていたのです。

　これからその後に、目にまつわる様々な問題が湧き起こることなど、その当時の私は（そして恐らくは妻も）、全く予想だにしておりませんでした。

Science Fact 3

近視のメカニズム

近視とは、一言で簡単に言うと、〝遠くのものを見るとぼやける〟ということです。

逆に、近くに焦点が合いづらく、近くのものが見えにくいのが遠視です。

「そんなこと知ってるよ」とおっしゃる方もおられるとは思いますが、では、

〝なぜ、遠くのものがちゃんと見えなくなってしまっているのか？〟

については正確にご存知でしょうか。

『目の構造と、近視のメカニズムについて』

この章では

- 近視になってしまった時、目の中では何が起こっているのか
- 目はどのような状態になっているのか

を、構造上の説明も交えてお伝えしていこうと思います。

理論的なことでもあり少し難しいところもあるかとは思いますが、図解の力も借りながら、なるべく分かりやすくお伝えしていこうと思います。

どうか辛抱強くお付き合いください。

さて、さっそく図解1の登場です。

目は、カメラの構造に例えられることがあります。その場合、角膜と水晶体はレンズの働きをし、網膜はフィルムの役割を果たします。綺麗な像を結ぶためには、焦点（ピント）がしっかりと合っていることが必要です。

図解を眺めていると、少しずつ目に対するイメージが湧いてくると思います。

〝勉強〟などと固く考える必要はありません。漠然としたものでも、そうしたイメージを持つことは、目について関心を寄せるためにも大切なことです。常日頃から関心を持ち身近に感じておくことは、何かトラブルの際にも落ち着いて対処できる心構えと態勢になります。

図解1　眼球の構造

A.カメラ

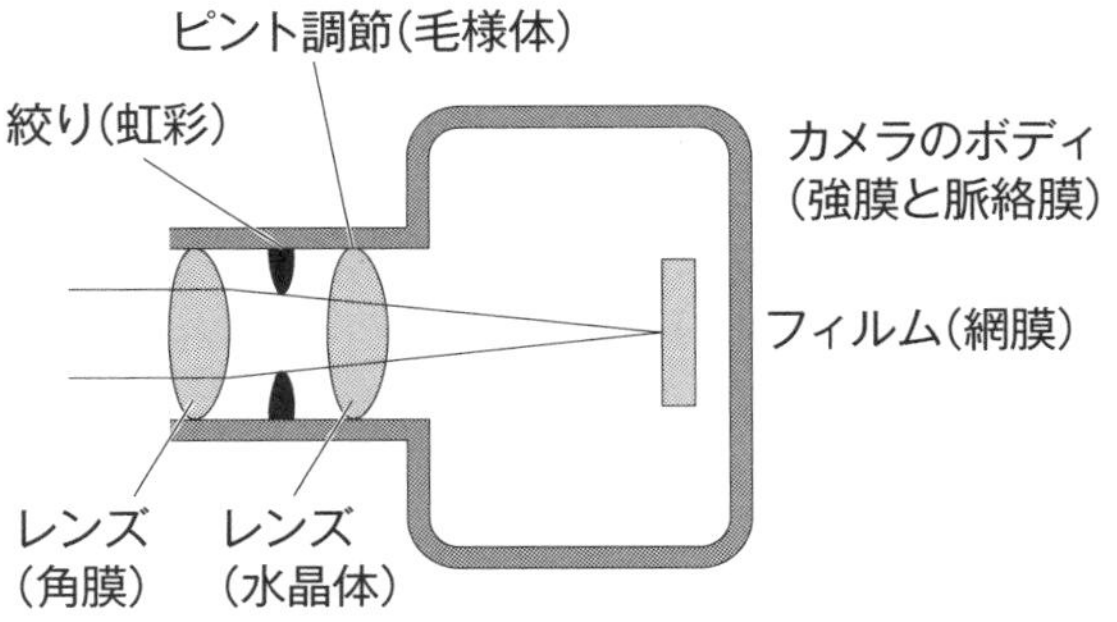

B.目

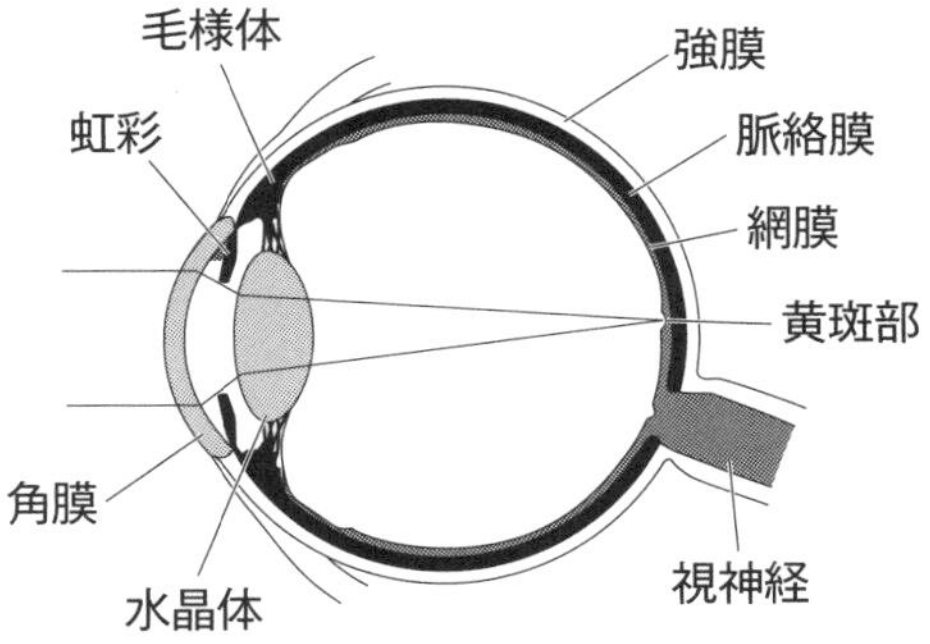

ですので、この図解は、お子様などと閑談も交えながらご一緒に見ていただければと思います。

さて、まずは水晶体、毛様体の辺りを見ていただきたいと思います。

毛様体にはピントの調節をする働きがあります。

かつての学説では、〝毛様体の筋肉が緊張して固まり、水晶体の屈折力が大きくなることによって近視になる〟という考え方が主流でした。

ですから、〝とにかく凝り固まってしまった毛様体の筋肉を解《ほぐ》してあげる〟、そうすれば近視は治るという理論（?）と言いますか、確たる科学的な根拠はないまでも、そう信じられていました。

ちなみに、中学生時代に私が用いた超音波治療器も、治療の理屈としてはそういうことです。リラックスして目の緊張を和らげる体操も同様です。

これらは、概して近視に関する〝20世紀の理論〟と考えていただければ、おおよその理解としては正しいと思います。

21世紀に入りますと、だいぶ状況は変わってきます。大きかったのは、ＩＯＬマスター（眼軸長測定装置）の普及です。元は白内障手術の際において眼内レンズ（ＩＯＬ）の度数決定に役立てられていました。

先にも述べましたが、眼軸長とは、目の奥行きの長さのことを意味します。

その眼軸長は、このＩＯＬマスターのおかげで、今では正確に簡単に測れるようになりました。子供でもパシャッと撮ったらすぐに分かります。

そして、多くの近視の人たちの眼軸長を測ってみたところ、近視の主な原因は〝眼軸長の伸展によるものである〟ということが統計的にも分かってきたのです（〝軸性近視〟と言います）。やはり、原因の究明は正しく測定できるようになるところから始まります。

近視の主たる発症進行の原因については、かつて二大学説の対立がありました。

水晶体屈折力の異常説と、眼軸長伸展説です。

そんなわけで、今は眼軸長を主たる原因と見る説が主流となっています。

眼軸長が伸びると、なぜ近視になってしまうのでしょうか。

図解2－Aを見てください。

正視、つまり近視でない方の目では、目に入った光が網膜に焦点を合わせています。焦点（ピント）が合うと、ものはクッキリと視えます。

続けて図解2－Bをご覧ください。

角膜から網膜までの距離が長くなると、網膜の手前に焦点が合っていますね。焦点が手前に合っても奥に合っても、いわゆる〝ピンぼけ〟の状態となり、ものはぼやけて視えます。手前に合うのが近視、奥に合うのが遠視です。

角膜と水晶体が通常の屈折力の場合、眼軸長が伸びれば焦点は自然と手前に合ってしまいます。なので、眼軸長の伸展が近視を発症させるのです。

〝仮性近視〟と言われるものについても、少しだけ触れておきましょう。

仮性近視とは、毛様体の筋肉が痙攣を起こして、近視の症状を起こしている状態です。〝偽近視〟とも言います。

図解2　近視の原因

A.正視眼

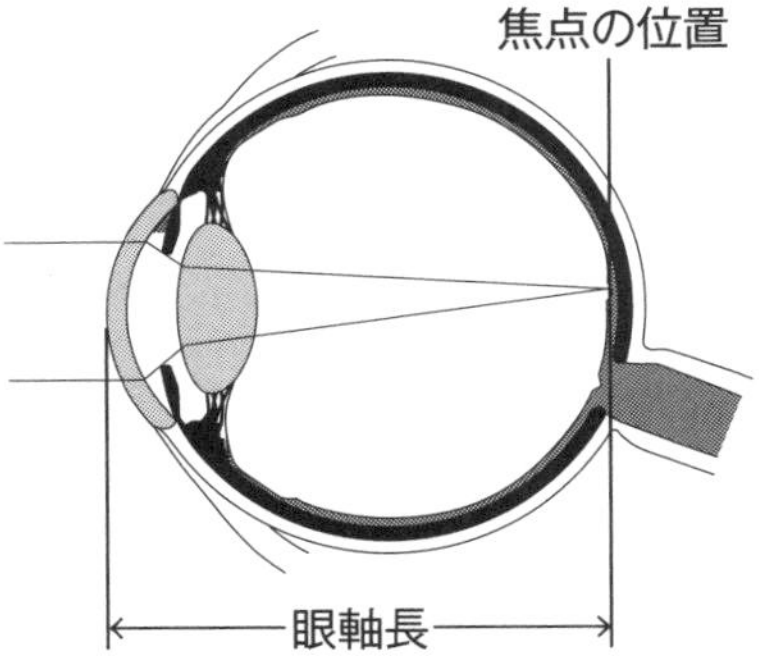

B.近視眼

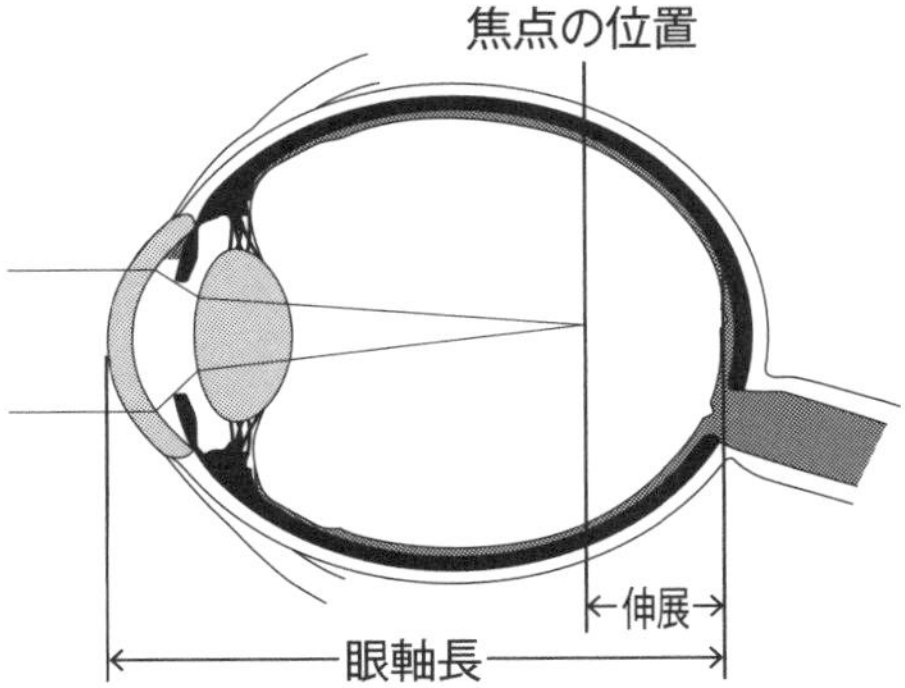

戦後間もなくの頃は、これが近視の原因と考えられ、この痙攣を取ったら近視が治るのではないか、とも考えられました。

実際には、常態的に近視になる前の痙攣状態があったとしても、その時期は極めて短いものです。

なので、眼軸長に着目することが、現代における近視の治療についての王道的なセオリーということになります。

眼軸長が伸びてしまうと近視になる。そのことは、ここまでの説明で分かっていただけたと思います。

では、それを治すことはできるのでしょうか？

毛様体の筋肉をいくら解しても、一度伸びてしまった眼軸長は元の長さには戻りません。その他の手段によっても、現在の医療技術では眼軸長の伸展をリセットする方法は見つかっていません。

つまり、残念ながら、近視を元の状態に回復させる手段は〝現在のところはない〟ということになります。ガッカリされて本をお閉じにはならないでください（苦笑）。話には続きがあります。

眼軸長の伸展は戻らない。戻せない。

そこで、元の状態への治癒が無理な以上、〝進行の抑制〟が治療として大事ということになります。

近視になってしまってからも放置し眼軸長が更に伸びていくと、網膜がぐっと引っ張られて薄くなることにより〝近視以外の病気〟を引き起こしてしまう危険性が高まります（この点はとても重要で、次章で詳しく説明します）。

なので、眼軸長をそれ以上は伸ばさないように、伸展をどうにか食い止める。それが、今現在の近視に対する対応の最先端の知見であり、私が行ってきた研究ということになります。

◆補足～視力と度数は同じ？◆

近視の状態を説明する数字と、それにまつわるよくある誤解についての説明を補足的にしておきます。

まずは、ジオプターから参りましょう。

近視でコンタクトレンズをお使いの方は、その箱をご覧になりますと、〝マイナス～〟という表記を見つけられると思います。

ジオプター（Ｄ）とは、レンズの屈折力を意味します。その人の目が、〝どれくらいの距離のものを視た時にピントが合うか〟ということです。

〝焦点距離をメートルで表したものの逆数〟などと表現されますが、その正確な計算方法や説明は、難解な上に特に必要とも思われませんので、本書では割愛します。

ただ、本書でも、近視の進行具合などの説明をする際に便宜上その数値は用いますので、〝どう解釈してほしいか〟だけ簡潔に触れておきます。

近視の場合、ジオプター（Ｄ）は〝マイナス～〟と表されます。

近視をその程度によって、弱度近視、中等度近視、強度近視に分けたとき、マイナス３・０Ｄ未満が弱度近視、マイナス３・０Ｄ～６・０Ｄが中等度近視、マイナス6・0D以上が強度近視となります。

ですのでこの本の本文中で、例えば〝マイナス7・0〟と書いてある時には、〝強度近視に当たり、かなりの進行具合なのだな〟と思ってください。

ジオプターについての説明はこのくらいまでにして、一応、『視力と度数の関係』についても触れておきましょう。

〝視力と度数は違う〟などともよく表現されます。

何が紛らわしいのかと言えば、例えば〝視力0・5〟と言っても、それが近視によってなのか、遠視によってなのかは、その視力の数値からだけでは〝理論上は〟分からないということです。

それを正確に判明させるためには、オートレフラクトメーター(屈折度測定装置)を用いて、目の屈折値を測定する必要があります。メガネやコンタクトレンズを処方する際には、屈折値を測定して、近視であれ遠視であれ、レンズの調整に必要な度数を決定するのです。

ですが、最近の環境的な要因による負荷の分析とそのトレンドから見ても、遠視の発症者数は特に増えていないと考えられ、近視の発症者数が増加していることは前述の通りです。

なので本書では、『〝低い視力の数値が出たら近視を疑う〟という姿勢でよい』と説明しておきます。

学校の健康診断などでお子様の視力が低下した場合には、医学上の経験則的に言って、ひとまずは近視を発症したものとみてよいと考えます。

CHAPTER's VIEW

◆眼軸長が伸びると、網膜の手前に焦点が合うようになってしまい、近視になる

⬇かつては、毛様体の緊張が原因でそれを解せば治ると考えられた

⬇水晶体の屈折力の異常を主原因と見る説が有力だった

⬇IOLマスター（眼軸長測定装置）の開発・普及によって、眼軸長の伸展が主た

る原因であることが分かってきた

⬇一度伸びてしまった眼軸長は元には戻らないので、それ以上の伸展を防ぐことが大切になる

Science Fact 4

近視って解決？

・度が強くても、軽くて薄いレンズのお洒落なメガネが、比較的安い値段でも作れるようになった。

・メガネを掛けるよりも楽で、見た目にも変わらないコンタクトレンズ。ハードの時は少し怖かったけれど、ソフト・コンタクトレンズなら安心。大抵の運動やスポーツにも支障をきたさない。

・更には、レーシック手術をすれば、近視になる前と変わらぬくらい裸眼でも見えるようになるらしい。

〝だとしたら、近視という問題はもう解決したんじゃないの？〟

そのように考える一般の方は決して少なくないと思われます。

お気に入りのメガネを見つけることができて、それを掛ければ視生活はストレスなく過ごせている。例えばそういう方は、近視はもう気にしなくてもいいのか。完全に解決されたと言えるのか。

この本の存在意義にもかかわる大変に重要な問題になりますが（笑）、ご一緒に考えて参りましょう。

近視や遠視の目でも見えるようにすることを、〝屈折矯正〟と言います。

屈折矯正により〝視える化〟することは、近視を発症された方が普段の生活をされたり、或いは部活などでスポーツをするためにも、まずはとても大切なことです。

上記に挙げましたように、屈折矯正の方法や技術もまた進化し、私が子供だった頃と比べましても、見やすく、更には快適に過ごせるようにもなりました。

医師が近視の方を診る時、ただ見えるようになる、つまりは〝視える化〟することと、発症した後に近視の進行を抑制することは、完全に分けて考えなくてはなりません。

近視とは、単に〝遠くのものが見えづらい〟という問題だけではなく、放置してどんどん進行してしまった場合、〝強度近視に伴うリスク〟があるからです。

眼軸長の伸展という近視発症のメカニズムの解明に伴い、その伸展を防ぐことが何にも増して重要であることが分かってきました。また、伸展を防ぐための研究も進み、確かな効果の認められる方法も徐々に確立されてきたのです。

近視を発症する人が今後も更に増えていくことが見込まれる中で、

- いかに重症化することを防ぐか

より具体的には、

- 強度近視にまで進行してしまうのをいかに抑制していくか

が、私たち眼科医に課せられた現在の使命と考えております。

この点、メガネやコンタクトレンズは、度数の入ったレンズで焦点距離を調整することによって、網膜にクリアな像を結んでいるに過ぎません。

また、近年広がりを見せているレーシック手術につきましても、裸眼で見えるようになるため、一見すると近視が治癒したようにも思われますが、あくまでそれはいわゆる対症療法に過ぎません。

〝エキシマレーザー〟という特殊な光線を当て〝角膜の屈折力〟を調整することによって、やはり網膜にクリアな像を結ぶようにはなっていても、リスクの要因となる眼軸長は相変わらず伸びたままだからです。また、これ以上伸びていくことについても、何の働きかけもありません。

つまりは、強度近視のリスクを考えた時には、〝伸展する眼軸長の問題〟と向き合わなければならず、ただ現状何らかの形で遠くが見えているというだけでは根本の解決にはなっていないということです。

目のことを一生の問題として考える時、〝視える化〟するだけではその処置として十分ではありません。

残念なことには、近視を専門とされていない眼科医の方たちの中には、依然として〝近視になってしまったら、仕方ないのでメガネかコンタクトレンズで〟という、

図解3　メガネ矯正が近視の進行を刺激する理由

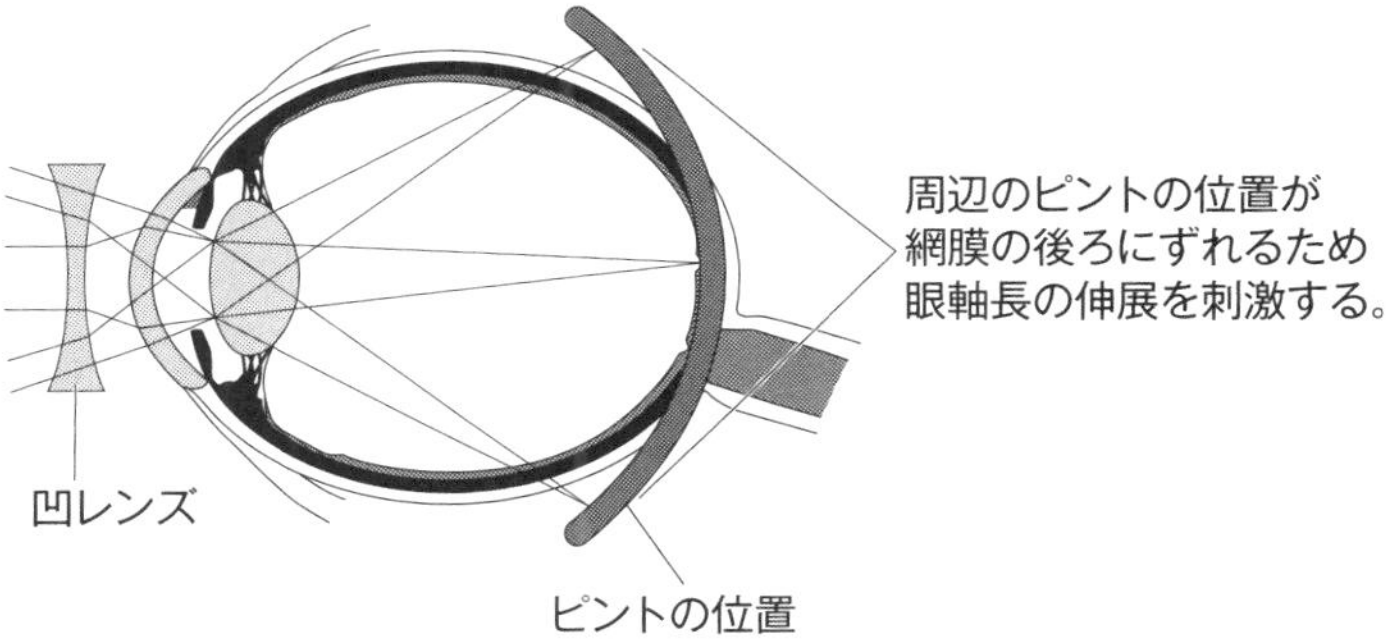

旧来の考えに立って対応する方がまだまだ多いのも事実です。

これからは、『快適な視界×目の将来の安心』をセットで考えるようになっていただきたいというのが、本章でのテーマとなります。

近視を放置した場合、一定の確率とペースでその症状は進行していきます。

また、これもあまり知られてはいないことですが、一般のメガネ、コンタクトレンズといった近視矯正技術も、それ自体、〝近視の進行を促進〟させる作用があります。

理由を簡単に述べますと、真っ直ぐレンズの真ん中に入ってきた光はきちんと網膜にピントが合うのですが、レンズの周辺から斜めに入ってきた光は、網膜よりも奥の方に像を結んでしまいます（図解3）。

それが網膜に対する刺激となり、眼軸長の伸展、つまりは更なる近視の進行を促進してしまうのです。

〝近視が進んで更に目が悪くなったとしても、また新しいメガネを新調するとか、コンタクトレンズの度数を上げればいいんじゃないの？〟

そうお考えになる方も、まだおられるかもしれません。

近視を抑制することの重要性について十分に分かっていただくためには、それをせずに強度近視にまで至った時のリスクについてもここは触れておかなければならないでしょう。

この点は極めてネガティブなファクトですので、読みながら不安になられる方もおられるとは思います。聞き手に不安感を覚えさせることは、医師としても最も気が引けるところでもあります。

しかしながら、〝だからこそ近視の発症が分かった時には、放置せずに抑制という治療をする必要があるのだ〟ということを知っていただくためにも、避けずにきちんと述べたいと思います。

眼科医になってから、『本当に恐いのは強度近視であること』を私は学びました。

近視が進行していくと、やがて強度近視に至ります。ジオプターの説明で述べた数値で言いますと、「マイナス6・0」以上が強度近視です。

そして強度近視は、〝裸眼で極端に見えづらい〟だけでなく、他にも問題が生じてきます。

まず、一には、矯正する手段が限られるということが挙げられるでしょう。もっとも、この点は屈折矯正技術の進歩によって克服されてきています。

ですが、問題はそれだけではありません。再三述べて参りました近視の発症原因、〝伸展する眼軸長にこそ、リスクの根本〟があります。

図解4　最強度近視眼の網脈絡膜萎縮

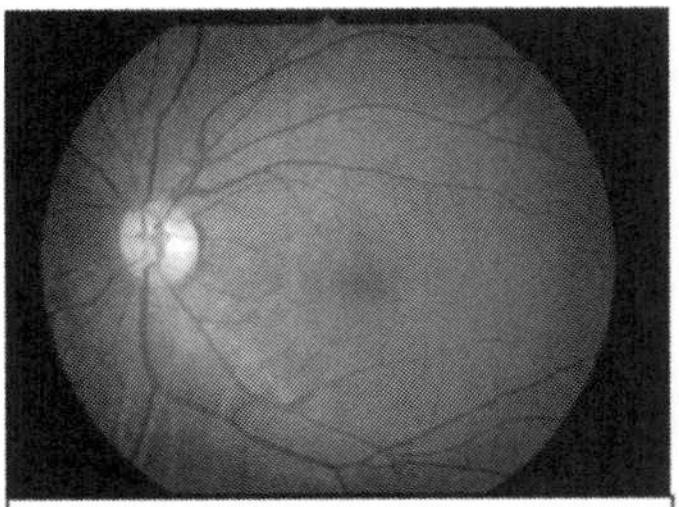

正視眼0D（眼軸長23.64mm）

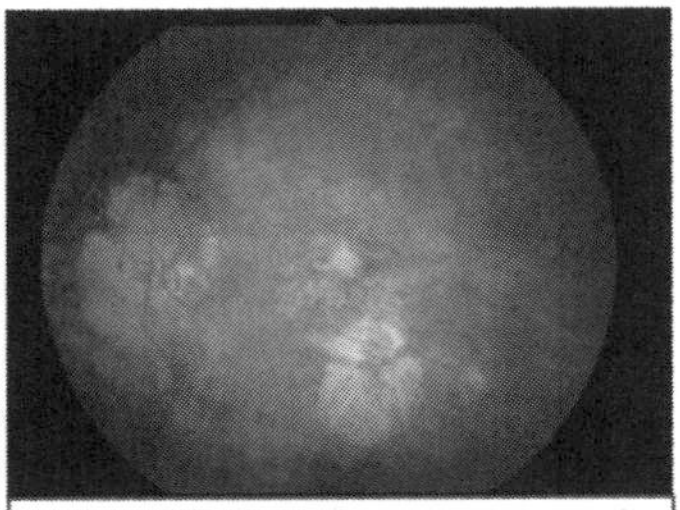

最強度近視眼 −15D（眼軸長28.89mm）

早期の発症を放置し続け、やがて強度近視になる頃には、眼軸長が伸びて、それに伴い網膜も引き伸ばされて萎縮してきます。

更に近視が進行して「マイナス10・0」以上の最強度近視になると、網脈絡膜萎縮と言って、図解4の右の写真のように、見て恐ろしいくらいに萎縮してしまい、まだら模様になった眼底になることがあります。

その結果、

・黄斑部に萎縮や出血を起こすと、近視性黄斑変性

・引き伸ばされた網膜が、薄くなって穴が開いて網膜剥離
・網膜の神経線維が引き千切れて視野が欠けてくる近視性緑内障

などの病気を発症してしまうリスクも高まってしまうのです。

いずれも、場合によっては失明に繋がりうるほどのとても恐ろしい病気です。

そういった病気になってしまうと、メガネやコンタクトレンズをしても視力が出なくなってしまうこともあります。

例えば、近視性黄斑変性の場合、黄斑部という〝網膜の最もよく視えるところ〟がやられてしまっているので、これ以上の視力が出ない、つまりは、オートレフラクトメーターで度数を測り適正なレンズを入れても、視力の矯正がほとんど効かなくなってしまうのです。

それは子供の時にすぐに症状が表れるわけではなくて、大人になり、40代、50代になってから遅れて症状が表れてくるケースが多いのです。

『子供の早期の近視発症↓急速に進行して強度近視↓最悪、失明にすら繋がりうる

合併症の併発』

これは将棋で言うところの〝三手一組の読み〟のようなものであり、近視の発症の時点で、目を専門とする医師には見えてしまう〝その先〟なのです。

また、近視はその発症の年齢が低いほど、将来的に強度近視になる可能性が高くなります。

故にこそ、長男がわずか5歳で近視を発症してしまった時には、私は大変な危機感を覚え、家族内での動揺にも拍車をかけることになってしまいました。

ですので、

- 近視は〝その後に〟大きなリスクを秘めていること
- 強度近視を避けることが何よりも大切になること
- そのためには、矯正技術により〝視える化〟するだけでは不十分で、近視の抑制を図ることが極めて重要になること
- 具体的には、なるべく早く眼軸長のそれ以上の伸展を防ぐこと

を、ここではしっかりと強調しておきたいと思います。

『サイエンス・ファクト』の次章では、いよいよその具体的な治療・抑制方法をご紹介していきます。

近視の進行の抑制は、現在では確かな医療技術として確立されつつあります。更なる研究と実証により、今後は一層の進化が着実に見込まれる領域でもあります。

かつて、近視発症進行のメカニズムもハッキリと分からず、そのため治療のしようがなかった時代と現在は違います。

打つ手ができた今、患者さんや、それが小さな子供の場合にはそのご両親に、治療方法がなかった時代とは違う考え方を身につけていただきたい。それが、この本を読んでいただく方にお伝えしたい最も大事なことの一つです。

正しい現状認識を共有して初めて、患者さんとコミュニケーションを取りながら適切な治療を受けていただくことが可能になります。

ですので、『近視を放置せずに、その後の進行を抑制することが何より大切なのだ』ということを、本章ではどうか、しっかりとご理解していただければと思います。

CHAPTER's VIEW

◆近視を抑制する治療法は、近年、近視のメカニズムが解明されること等によって飛躍的に進化した

⬇快適メガネ、コンタクトレンズ、レーシック等、ものを見やすくする技術（屈折矯正）は各種充実してきた

⬇快適に見えていても、それらの対処だけでは近視に関する根本的なリスクは放置されたまま

⬇これからは『視える化×目の将来の安心』をセットで考える

⬇快適な視生活に加えて、それ以上の進行（悪化）を正しい治療法によって食い止めることが大切

⬇伸展する眼軸長にこそ、リスクの根本がある

⬇具体的には、近視の発症進行の原因である眼軸長の伸展を食い止める必要がある

⬇進行を抑制できる技術が生まれた今、〝近視の進行は仕方がない〟といった旧来の考えを変えて、早めの治療を

Story 3 長男発症

その始まりもやはり、さしたる前触れもなく、唐突に起こりました。

長男が近視を発症したのです。まだ５歳のことでした。

「自治医科大学」の看板が見えない。当時、住んでいた官舎から５００ｍ程の距離にある病院の看板に書かれた大きな文字がぼやけて見えると言うのです。

「あんな遠くの文字、分かるわけないよ」

息子は無邪気に笑います。釣られて微笑もうとする私の表情は、恐らく引きつっていたと思います。

〝青天の霹靂〟と言うべきものでした。私自身の近視の発症の時期と比べましても、それはあまりにも早かったので、正直に申しまして不意を突かれたところもありました。

また、私は目を専門とする医師です。治すことはできないまでも、近視の危険性やその後の進展について、普通の医師以上に研鑽を積んでおりました。なので、子供のこれからについては、暗い直感と予期が働きました。それは単なる勘のようなものではなくて、正しい科学的知見に裏打ちされたものでした。

知識だけがあり、将来の暗い見通しがあり、打つべき手がないというのは本当に辛いものです。

あるいは一般の方でしたら、私がその時に見せたような落胆、取り乱しぶりを発揮することはなかったでしょう。

小さな子供のうちから近視を発症すると強度近視になりやすく、強度近視が更に進行した場合には、矯正が困難になるのみならず、様々な合併症を併発するリスクも高まります（↓『Ｓｃｉ４』で詳しく）。

５歳といえば相当に早いので、切迫した強度近視への恐怖がありました。まだなってもいないのに、私の心は焦燥と苛立ちに支配されていたのだと思います。

妻はとりわけ教育に熱心でした。そして早々に長男には幼児教育を施していました。まだ小さかったので、食卓テーブルにかじりつくような格好で勉強していたものです。近視を発症してから、そうした光景をしばしば見ていたことも思い出しました。

そして私は、妻を責めたのです。

そうでなくても、妻の方が近視の度合いも強かったわけですし（「マイナス9・5」でした）、長男のこれほどの早期発症は自分のせいだと思っていたハズです。

それは、円満だった夫婦関係の崩壊の序章とでも言うべきものでした。空気はいつもどことなくよそよそしくなり、夫婦喧嘩は日常茶飯事になりました。

〝眼科医になってまで〟という無力感がそこにはありました。原因やその後の見通しについての多少の知識があったところで、それが何になるというのでしょう。息子のために、何になっているというのでしょう。

私は当時、家族を埼玉に残し、但馬（兵庫県北部）に単身赴任をしているところでした。そのため、診察を受けた長男の様子などを妻から電話で聞いていました。

一般の眼科で行われていた治療はと言えば、目の筋肉を弛緩させる目薬の点眼処方と眼精疲労の治療をして、後は「時々来てくださいね」といったぐらいのものでした。

要するに私が近視を発症した20年ほど前からさしたる進歩もなく、また確たる科学的根拠もないようなものばかりだったのです。それはもちろん、眼科医になりたての私が診たところで同じことだったでしょう。

20年前は、一昔どころか、現在なのでした。

やがて、妻は長男と連れ立って視力回復センターに通い始めました。そして回復に向けてのトレーニングを始めます。効果の根拠は、医師の私からすれば確信を抱くには至らなかったものでしたが。

妻もまたかつての私と同じく、根拠ではなく希望にすがる思いだったのだと思います。

今でも妻は、「回復センターにはとても感謝している」と私に言います。私もまた、それに近いような思いがあります。

眼科に行っても、「あぁ、近視は治りませんから」と言われてしまう。「メガネを掛ければいいですよ」と。

そういう扱いが、当時の主流でした。私とて、〝それではマズいのだ〟とは思ったところで他に何かができるわけでもなかったのです。

そうして見捨てられた感じになっていた妻と長男に、「一緒に治していきましょうね」、「どうにか良くしていきましょうね」と声を掛けてくれたのは回復センターでした。だから今でも、妻は感謝していると私に言うのです。

家でのトレーニングには、回復センターから購入した特注の視力回復訓練表を用いました。

作りのしっかりとした器具で、保健室や健康診断などで馴染みのある視力検査表に仕掛けが加えられています。

何度も繰り返すうちにその位置で向きを覚えられないように、検査表がくるくる回せるようになっている優れものです。かつての超音波治療器のように、かなり高額なものでした。

視力回復訓練表を壁際に設置し、その上にライトを備え付け、視力検査をするための距離を確保し、訓練表の反対側に椅子を置いた〝特殊な小空間〟を、私たちは毎日の訓練のために自宅に作りました。

正確な検査を行うためには、５メートルの距離を取ることが必要です。家を新築する際には、建築士だった父にそのための空間を確保した家の設計図を書いてもらうのを頼むといった具合で、〝近視との戦い〟は一族総出といった様相を呈していました。その頃の私たちの暮らしには、いつも物事の中心に近視がありました。

視力回復訓練表を用いて、毎日、約15分くらいずつでしたでしょうか、朝晩２回の望遠訓練は続けられました。

訓練表から5メートルの、白線ライン上の椅子に長男を座らせます。妻が訓練表の脇に立ち、〝指し棒〟を使って検査表の一カ所欠けた丸を一つずつランダムに指していきます。

「上」、「はい次」、「右下」、「はい、これは？」、「えっと、左……？」、「んー、じゃあ、これは？」……。

片方の目に目隠しを当てながら、最初は右の目、次は左の目とそれぞれに数分ずつ、その丸の欠けた位置を長男は読み上げ続けるのです。

次男もまた、毎回ではないものの、予防のために参加させられていました。最初の頃などは意味もよく分かっていなかったと思います。

いったい妻は何時間、視力回復訓練表の脇に立ち、そして幾つの丸をその指し棒で示していたのでしょうか。

今思い浮かべますと、そこにはまるで滑稽劇のような、可笑《おか》しいほどの哀しさが感じられます。

私たちは、真剣に途方に暮れていました。

一時、裸眼視力は一定の改善を見ましたが、オートレフラクトメーターで屈折値を測ってみても良くはなっていませんでした。

練習をしていると視力が上がっていくのは、恐らくは視力検査への慣れによるところもあったろうと思われます。

また、仮に少し視えるようになったとしても、それはレーシック手術の場合と同様に、リスクの根幹である眼軸長の伸展にはかかわりありません（↓『Ｓｃｉ４』で詳しく）。

それでも、強度近視への進行の不安から、私たちはその朝晩の望遠訓練を止めることはできませんでした。特に、妻は頑なにその継続を主張しました。

「イヤだよ、こんなの。やりたくないよ」

最初は、視力改善の期待もあってか渋々ながらにも従っていた長男も、やがて反抗の態度を示すようになりました。

寝る前も、起きた後も、その単調な作業は眠たかったでしょうし、成果も出ないままに日々単調な作業を延々と繰り返させられることは、今からして思えば大変な苦痛だったと思います。

そして、一定の期間を空けて定期的に為される屈折値の検査と落胆……。

それでも妻は、長男が訓練を拒否することを許しませんでしたし、私も妻の側に立って訓練をするように指示しました。

最初は滑稽劇、やがては悲壮劇の趣を帯びたこの特訓は、小学校6年生まで続けられました。

治らないのに、終わりのない訓練は続き、虚しく日々は過ぎていく（それは、私が既に見た道のりでもありました）。いつまでやっても改善の糸口は見えて来ないし、そしてまた、例の喧嘩が始まります。

ある夜、このところ訓練が厳し過ぎるのではないかと私は忠言しました。そして、蒸し返すように長男の幼少時の姿勢を正さなかったことを責めました。

意外にも妻は声を荒げず、静かに黙っていました。

「この結婚は、間違いだったかもしれないわね……」

やがて彼女は、押し殺すような声で呟きました。

この頃には、長男も反抗し、また中学校の受験も近づいていましたので、毎日欠かさなかった訓練は途切れ途切れになっていました。

家族は、バラバラになっていました。

不安から来るヒステリックな努力は諦めに鎮火され、それから〝放置の3年間〟がありました。

いくら訓練しても、処方された目薬をさし続けても、進行は止まりませんでした。何をやっても治らない。なるようにしかならない。私も妻も、〝もう無理だ〟と諦めてしまっていたのです。

正直なところ、恐いから、正確な視力も屈折値もその時期は測定をしていませんでした。訓練という抵抗を止めるとともに、真実を知ることも避けていたのです。

そして、メガネやコンタクトレンズ等の屈折矯正技術には近視の進行を促進する作用もあることから（↓『Sc・i4』で詳しく）、そうした処置をさせずにもいました。

高校に入ってから少しして、「あまりにも見えない」と長男が言うので、あるいはメガネもやむを得ないかということで、視力の検査を久しぶりに行いました。測定すらしなかったその間の悪化は、私たちの想像を遥かに超えていました。中学の３年間、何もせずに放っておいた結果として、なんと「マイナス７・５」にまでなってしまっていたのでした。強度近視に至る「マイナス６・０」から、更に数段階も進んでしまった状態です。

息子は私の指示を受け入れ、ぼやけた視界の日々に、静かに黙って耐えていたのです。この視力で日常生活やサッカーなどをしていた長男の中学校時代を思いますと、今でも本当に胸が痛みます。

それは私にとり、今振り返ってみた時の〝痛恨の３年〟だったのです。

親の立場にある方には分かっていただけるのではないかと思いますが、長男の発症は、かつての自分の発症よりも遥かに辛い出来事でした。

そもそも私は、なぜ医師を目指したのか。医師の先に何を志していたのか。

そうした忘れていたものを、強制的に思い出させられるような強いインパクトがありました。

父からの遺伝、中学入学時の発症、その後の容赦なき進行とぼやけた視界。

それが、私の思春期でした。時を経て、その近視が、私と恐らくは妻の性状を承継して、息子にも遺伝してしまったのです。

長い時を経て、今度こそは本当にこれを宿命と受け入れ、一生のテーマと覚悟を決めた時でもありました。

それでもなお、当時の近視との戦いは、一筋縄では行かぬものでした。

Interview 1

私たちにできること

『インタビューの章』では〜

聞き手の野咲さんが、『物語の章』と『サイエンス・ファクトの章』を読んだ上で、私に尋ねてくれたことに答えた時の会話をなるべくそのままに掲載します。

一般的な方の視点から、私には浮かばないような目に関する興味事や質問を用意してくれました。

インタビューのⅠでは、各章のチャプターズ・ビューを接ぎ合わせるような『大きな流れ』も述べられています。

親御さんには、お子様の現在の状況・状態と照らし合わせながら、読んでいただければとも思います。

また、インタビューの2は、長男が近視を発症してしまってから以降の〝わが家で起こった出来事〟についても、私にではなく妻にインタビューをしてくれました。私が幾分自分に都合よく話したことも（苦笑）、妻の証言によって、より真実に近づくと思います。

家庭のことについて語るには、ある意味では女性の視点の方が芯を捉えているようなところもある気が致します。

そういった意味では特に、お子様のおられるお母様にはじっくりと読んでいただきたい章となります。

◆患者さん〝家族の側〟でできることについて

「本も中盤まで来ました。僕も、だいぶ目のことについて詳しくなってきたような気がします（笑）」

「それは何よりです。せっかくなら、感想もホットなうちに、誰かに話してみてください。会話をすれば理解も深まりますし、また、更なる新しい興味や疑問なども湧くでしょう」

「実は、インタビューの準備がてらと思って、数日前に会った友だちに話そうとしてみたんです。でも自分で説明しようとすると、道筋が分からなくなってしまって」

「なるほど。ではせっかくなので、ここでもう一度、少し別の角度からの観点も交えて整理してみましょうか」

「よろしくお願いします」

「強度近視に至るのを避けること。まずはこれが、何よりの命題でした」

「そこまでは良かったんです。そのためにできることなんかを話そうとした時に、話が行ったり来たりになってしまって……」

「なるほど、分かりました。では、時系列的に整理するのが良さそうですね。タイムライン的に段階ごとに分けていくと、きっとイメージも湧きやすいと思いますよ」

「まだピンと来てないようです（苦笑）」

「さっそくやって参りましょう」

「重ねて、よろしくお願いします」

「まず、大きく流れで見た時には、近視を発症する前と後に分けられます。発症をする前には予防がありますね。発症してしまった後には、対処と治療に分けられます。対処とは、何はともあれ普段の生活で〝ものが視えるようにすること〟です。治療は、治癒と進行の抑制に分けられます。そうだ。ホワイトボードがあるので、簡単な図を書いてみましょうか」

「授業みたいになってきました（笑）」

「黒板はちゃんと見えていますね（笑）」

（ホワイトボードにチャートを書く）

「〝視える化〟するという対処だけでは不十分なのですよね」

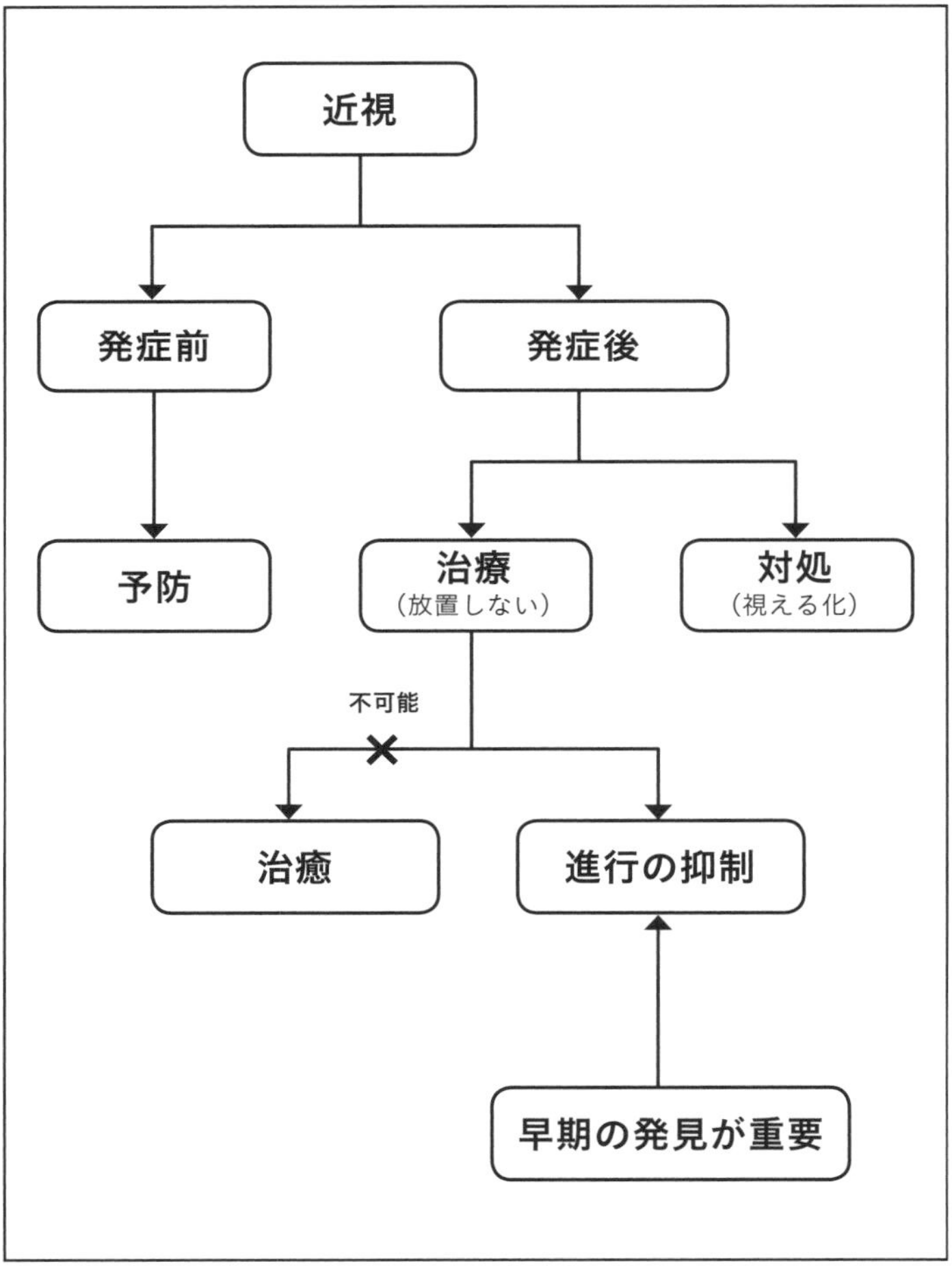
近視
発症前
発症後
予防
治療
(放置しない)
対処
(視える化)
不可能
治癒
進行の抑制
早期の発見が重要

「その通りです。フォローありがとうございます（ボードに書き足す）。さて、ここまで整理したところで、順に一つずつ見ていきましょう」

「まずは〝予防〟からですね。お医者さんにお願いするだけでなく、普段から自分でもできることを知りたいです」

「なるほど、分かりました。

まず予防については、〝外で遊ぶこと〟、〝近くばかりを見続けるのを避けること〟が、大きな2本の柱と言えるでしょう。目にとって悪い環境を避け、目に対する負担を軽減するという言い方もできます。勉強する時などには、姿勢を良くするのもその一つの具体例です」

「そういう生活の基本的なことが大切になるのですね」

「はい。それらを合わせて、目にかかる総合的な負荷をできるだけ軽くするということです。〝寝る前の1時間くらいはスマホを見ない〟など、細かな方法はたくさんあると思います。一つご紹介したいのは、通称『20・20・20』というセオリーです。

『20分近くを見たら、20フィート（6メートル）の距離を、20秒見ると眼精疲労が軽減される』というもので、その効果はアメリカにおける臨床実験で実証されています」

「焦点距離を小まめに切り換えるのが、目には良さそうですね」

「なるほど、そういうふうに説明することもできるでしょう（大きく頷く）。何か自分でされる時には、そういうふうに理由についても考えてみることは大切です。

それと、『20・20・20』のような生活習慣的な予防は、お子さんの幼少期に定着させることが大事ですね。

例えば小さい頃の絵本の読み聞かせなどの時に、この『20・20・20』を一緒に数をカウントしながら行ったりするのが良いのではないでしょうか」

「実践する場面についてもちゃんと考えるのですね」

「理想的には、そういうことです。予防についてはどうしても、心掛けに近いような基本的な事項が多くなりますので。また、紹介されている方法もたくさんありますから、自分の状態や生活に合うものを選び、どれだけ無理なく生活の一部に取り込めるかを工夫しながら、ご自分やお子様に相応《ふさわ》しいやり方を模索してみてください」

「続いては、近視を発症してしまった後についてです。

治療と言えば、まず最初に期待されるのは治癒、つまり元の健康な状態に復帰することです」

「一度伸びてしまったら、眼軸長を縮めることはできないんですよね」

「野咲さんは良い生徒です（笑）。コンタクトレンズなどで視えているだけでは、完全な治療にはなっていないということでした。では、そこで大切になってくるのは？」

「それ以上の進行を食い止めること。つまりは抑制が大切に」

「素晴らしい！　それだけ答えられれば、私が風邪を引いた時などには、代わりにクリニックでの外来対応をお任せできそうです」

「来るまでに何度も読み返しましたから（笑顔）。あ、正直に言うと、〝何度も〟はチャプターズ・ビューの方ですが」

「細かい知識はいいんですよ。どうせ忘れますし（笑）。一般の方なら、少しくらい間違えたって問題ありません。大きな流れを掴んでいただくことが大切ですし、私としては嬉しいです。

さて、話を抑制に戻します。

私は、強度近視の人で緑内障になった人を診てきたりとか、網膜剥離になった人を診てきたりとか、たくさんの方の〝近視のその後〟を見てきました。見て恐ろしいくらいに萎縮した網膜、まだら模様になった眼底……。こんなに幼くして近視を発症してしまったら、40～50代になった時にはそういう目になってしまうかもしれないな。つまりはその子の、歳を取った先の眼底の未来が見えてしまうのです」

「だから、あそこ（近視のリスク）の部分は強調されていたのですね。少し恐いくらいでしたが、こうしてお話ししながら聞くと、理解ができました」

「そして、抑制が効果を発揮するためにこそ、早期に発見することも重要になってきます」

「具体的な抑制が、常に先生のご主張の主軸にはありますよね」

「そうです。そうした趣旨から、私たちは『近視進行予防プロジェクト』という活動も行っています。医療関連の企業や他のクリニックとも連携しているのですよ」

「それだけ大きな問題であるという意識をみんなで共有されているのですね」

「爆発的な増加の上に、増加する要因はますます増えているのですから、やはり何とかしなければという危機感はみんな持っていると思います。『木下望・近視進行予防プロジェクト』と検索すればすぐに出てきますので、興味のある方は、ぜひそちらもご覧になってみてください」

「帰りの電車の中で見てみます」

「一つ伺いたいのですが」

「どうぞ」

「発症前の、つまり予防のところで話していただいた目のケアをすることで、〝発症後の近視の抑制を図る〟という考え方はどう思われますか？　また実際に、目に優しくすることには、進行を抑制する効果もあるのでしょうか」

「それは重要な疑問ですね。では、そうした目のケア全般についての私の考えを述べさせてください」

「お願いします」

「それらは、近視の発症時期を遅らせるのには一定程度の効果は見込めるかもしれません。ですが、既に発症してしまった近視を〝治す〟効果はありません。もちろん、目の酷使を避けることや常日頃から目を労《いたわ》ることは、発症してしまった後についても、近視の悪化を防ぐのに一定の効果はあるとは思います。しかしそのことが、近視進行の抑制にどの程度の効果を持つのかは分かりません。目に良さそうなことを積み重ねるだけでは、医師の立場としては、発症後の対策としてはやはり不十分だと考えます」

「常日頃から目に気を配っていることを〝過信しすぎてはいけない〟ということですね？」

「そうです。目のケアを心掛けることは、もちろんそれ自体とても大切ではあるのですが、〝具体的な治療行為〟の方が、精緻に効果が実証されている分においては、より確実です。いかに万全の対処をしたとしても、環境ではなく遺伝性の要因によって発症や進行をしてしまうこともあります。私の子供の場合がそうでした」

「僕たちは、特に、小さな子供のいるご両親はどうすればいいのでしょう？」

「成長期はどんどん悪くなるので、早めに発見して、発見したらすぐに手を打つこと。やはり、それに尽きると思います。早めに治療することによって将来のリスクは減らせる。近視の進行をちょっとでも遅らせることによって、将来のリスクは大きく減らせるのです」

「早めのキャッチ。そしてそこからは具体的な、効果に根拠のある治療を開始することが大事なのですね」

「それがまさしく、〝お子さんの将来のために〟ということです」

「よく分かりました」

「目のケアについての考え方は以上です」

「だいぶ、頭の中がスッキリとしました」

「では、ここまでの整理を私に話してみてください」

「はい。う～ん、ちょっと待ってくださいね（少し頭の中で考える）。では、行きます！」

「どうぞ（笑）」

「近視を発症する前には、その発症を防ぐ、あるいは遅らせるために、外で遊ぶことを心掛け、小まめに遠くを見たり、目に過剰な負担を掛けるのを避けるようにする。それでも発症してしまうこともあり得るので、早めに発見できるようにする。発症してしまった場合、残念ながら治癒はできない。だから抑制が必要になる。近視は仕方ないと諦めずに、目のケアも心掛けつつ、なるべく早い段階で抑制の治療を開始する」

「完璧です（拍手）」

「さっそく、小さい子供のいる友だちにも話してみます」

「本を薦めるのも、忘れないでくださいね（笑）。

ところで、先ほどお話しした『早めのキャッチ』について、少し補足しておきたいことがあります。

これは、近視発症の〝前と後の境い目〟の辺りの話だと思ってください。

抑制が効果を発揮するためには、なるべく早く治療を始めることが良い。治療を早く開始するには、その発症に早めに気づけることも大切です。そのためには、あまり間隔を空けずに状態をチェックする必要がありますね」

「子供の視力の低下に気づける最も身近な機会は健康診断でしょうか。小学校に入ってからは一年に一度あります。先生も、それがきっかけで近視に気づいたのですよね」

「ただ、あの当時のことで言えば、より早く発見されたところで打つ手はなかったのだから、あまり意味はなかったのですけどね」

「〝仕方がないですね〟といったニュアンスで、〝遺伝でしょうね？〟と言われたという件はとても印象的でした」

「今は事情が変わってきました。

それで、ここからが本題です。この頃になって気づいたことなのですが」

「何でしょうか」

「一年の間にというより、私の場合を見ても、本当に悪くなったのはたったの3カ月でしたよね」

「急転直下に悪化したのですよね」

「そうです。若い、とりわけ成長期の頃だとあっという間に進行してしまうケースが多々あります。遺伝性の要因が強い場合には余計にそうです。それだと、治療に最適な時期を逃す恐れがあるんです」

「視力が落ちかけたその時に、一気に治療ができればいいんですけれどね」

「そこなんです。なので、年一回の健診よりも頻繁に、〝自宅での視力チェック〟をすることをお薦めしたいのです」

「なるほど、その重要性は今ではよく分かります。ですが、例えば僕の暮らしている所の部屋の広さですと、5メートルの距離を確保するのはちょっと……」

「この場合、正確な視力を測ることが目的ではありませんので」

「そうか、急激な視力の低下の兆候を察知できればよいということですか」

「まさしくそうです。ピンと来たようですね」

「はい」

「ですから、3メートルとか、あるいはもう少し狭い所で気軽に検査できる簡易視力表でも、全く問題はないと思います」

「自宅での検査が可能なら、一年に一度と言わず、もう少し小まめに視力をチェックしておくことができますね」

「一定の期間ごとに、長い間隔を空けずに行うことが大切です。例えば季節ごとに、春夏秋冬の初めに測るとか」

「暦行事のように（笑）」

「えぇ。それを家族みんなでの決まりごとにしておけば確実ですね」

「あと大切なことは、目の状態に関することについて、お子様と小まめなコミュニケーションを取ることですね」

「小さな子供に、木下先生のようにきちんと説明できるでしょうか」

「いえいえ、なにも難しい話をするのではなくて、そうですね……」

「例えば、一緒に遠くを見るとか」

「そう、そういうさり気なく些細なことでよいのです」

「それなら僕にでもできそうです。そういうふうに小まめに子供を見ていて、あるいは普段の子供の態度なんかで、ちょっとした変化に気づいた時にはどうしたらいいでしょうか」

「不安から焦る気持ちは分かりますが、問い詰めるのではなく様子をうかがうくらいの感じで尋ねてあげてください」

「なるほど、その子供もまた、不安なのですものね」

「そして、お子様の目に関する違和感の話に、優しく耳を傾けてあげてください」

「ありがとうございました」

Story 4

次男発症

兄の失敗があったので、次男については幼少期の頃はほとんど勉強はさせずにいました。姿勢やらテレビを見る距離やら、細かなことにもいつも気を配っていたように思います。

それでも小学4年生の頃からは、中学受験に備えて家庭内での勉強も少しずつ始めていきます。そんな中でも次男の目については、長男の時に比べて、更なる慎重なケアをしていたつもりでした。

しかし、次男もまた、一家の災いを免れませんでした。

小学6年生から中学1年生になる辺りにかけて、私と同じように、「黒板の字が見えづらい」と言い始めたのです。それは私や妻にとりましては、不穏な兆候というよりは、不幸の確信に近いものでした。

〝あぁ！　とうとう始まったか〟

こんなに気を使ってたのに、訓練もしていたのに……。

近視家系が合わさり、その帰結が一家の宿命となって私たちに降りかかったのです。

それは遺伝や宿命の範疇を超え、私にはもはや呪いのようにも思われました。

話が前後しますが、次男が近視の発症をほのめかし出したのは、長男がメガネを作ろうかと思いかけた頃とちょうど期を同じくしていました。

そんな頃のこと、夕食を食べ終えた後のことです。

近視がかなり進行してしまった長男と、近視が始まったばかりの次男、そして私と妻。

4人でテーブルを囲んで座ります。

幾度めでしたでしょうか。そして久しぶりの、目に関する家族会議が開かれました。

「見えないって言ったらお父さん……、お母さんだって、きっとガッカリするだろうと思って」

どうしてここまで悪くなるまで何も言わなかったのか。問い詰めるように尋ねた私に、長男は答えました。

静かな、重たい沈黙が流れました。時間は、その時の私には、〝取り返しのつかない何か〟に思われました。

口を開いたのは妻でした。

「必ず……、見えるようにしてあげるからね」

長男の肩に手を置き、絞り出すような声でそう言ったのです。

その時の妻の声色、ハッとして彼女を見た時のその表情は、今でもはっきりと覚えております。

私は雷に打たれたようでした。

〝そうだな、見えるようにしてあげなくちゃな〟と、強く痛む胸の中でもう一度、強く思い直しました。

今度こそ、私は本気になるつもりでした。息子の目を守りたいと願いました。
そして、一時は諦めかけていた私たちに、遂に変化の兆しが訪れます。

Story 5

反撃開始～家族の再生

「オルソケラトロジーはどうなのかしら？」

家族会議から暫く経ったある日のこと、妻が私に尋ねました（オルソケラトロジー↓『Ｓｃｉ５』で詳しく）。

次男の通っていた小学校のお母さんからたまたま聞いてきたのでした。日中は裸眼でも視えるようになる、近視矯正技術の一種として知られていたものです。

次男の通っていた小学校の近くの眼科で、オルソケラトロジーをしている子供たちが既に何人かいました。まだオルソケラトロジーをしていない子供のお母さんから妻が質問を受け、その夜、私に尋ねたのです。

決意を新たにした私たちは、喧嘩が減り、代わりに目に関する話題を話し合うことが増えていきました。

正直なところ私は、オルソケラトロジーは〝単なる近視矯正の一種だろう〟とその時は思っていました。そして、私が関心を寄せるのは〝恐ろしい強度近視への進行の抑制〟でした。なので、あまり興味を持たずに軽視していたのです。

例えば中国では、科学的なエビデンスはなかったものの、経験則的にオルソケラトロジーには近視の抑制効果もあると信じられ、早くからそのための手段として用いられていました。

ただ、科学的な実証がない以上、それはあくまでも〝目に良さそうだ〟といった類いの療法に過ぎません。

それまでの私でしたら、妻のその質問を受け流していたかもしれません。ですが、〝何であれ、とにかく動かなければならない〟と考えていた私は、どこかすがるような気持ちもありながら、まずはオルソケラトロジーの講習会を受講してみることにしました。また、受講する傍らに、自分でも様々な文献を探して読んだりもしました。

そうして遅ればせながら、オルソケラトロジーの効果が単なる近視の矯正に留まらず、進行の抑制にも資するのだということを学んだのです。

私の前向きな変化と、潮流としてのオルソケラトロジーの抑制効果の注目は、響き合うようにちょうどその時期にリンクしていました。こうした偶然を思う時、私はそこに、何か運命的なものを見出してしまうのです。

実際、知見を得るには良い時期でした。2012年、その年はエビデンスの高い近視抑制の成果に関する論文が続々と上がっていたのです。

例えば、この筋の第一人者である筑波大学の平岡孝浩先生が、5年間でのオルソケラトロジーの近視抑制の実証結果を発表しています。

また、ポーリン・チョーというオルソケラトロジーの世界的権威もまた、同趣旨の論文を発表しています。香港の方です。

〝やっぱりオルソケラトロジーには近視の進行を抑える効果があるんだ〟

私は確信を深めました。

更に、『アトロピン0・01％点眼液』のこれまた近視進行抑制の実証性に関する初めての論文（シンガポールのドナルド・タンらによるもの）も時期を同じくして発表されます。

少しずつ、私の求めていた道筋に光が射し始めたような心持ちでした。

こうして見ますと2012年というのは、〝近視進行抑制の変革・覚醒の一年〟だったことが分かります。

そして、日本のU社がオルソケラトロジーの純国産レンズを作製し発売を開始したのも、その年の秋からのことでした。それまでは海外製の素材・レンズデザインのものが使用されていたので、この純国産化により日本人に最適なレンズが使用できるようになったと思います。


近視の進行抑制を目的として、二人の息子たちがオルソケラトロジー（加えて、アトロピン点眼液）の使用を開始したのは2013年でした。日本では、2009年に承認されたテクノロジーでした。

〝あと3年早くやってあげられたら。3年とは言わずともせめて、あともう少しでも早かったら……〟

長男のことにつきましては、その時から何度も、後悔の念とともに強く思うことがあります。それは今でも、私の消せない咎《とが》です。

次男はと言いますと、近視進行抑制の治療法が飛躍的な進化を遂げた時期に、長男よりも遅れて近視を発症しました。それは幼少期から特に目を悪くしないように気を使い、遺伝要因での発症を遅らせることができたおかげでした。

それらの偶然と努力が、オルソケラトロジーの治療法をオンタイムで使えることに繋がっていたのは、私にとってのささやかな救いでした。勉強もあまりさせずにいたので、兄よりやや成績は良くなかったかなというのはありましたが（苦笑）。

慎重に調べ上げ、思い切って開始したオルソケラトロジーですが、その経過は順調でした。

特に次男は、スムーズに近視の矯正と進行の抑制にシフトすることができました。

ただ長男は、近視が既にかなり進行していたために（「マイナス7・5」）、そうは行きません。オルソケラトロジーは角膜の角度を矯正する技術であるために、近視が強いと目に掛かる負担も重くなってしまうのです。

ちなみにオルソケラトロジーの使用についてのガイドラインでは、近視の進行度合いで「マイナス４・０」までとされています（推奨）。

「もう近視が強いからなぁ。アトロピンは強度近視の場合でもさせるから目薬だけでいくか？」

私は長男に尋ねました。

「オルソケラトロジーもやってみたい」

と長男は答えました。

「ちょっと弱めになるけどいいか？」

私は再び、長男に尋ねます。

「弱めでも、今より遠くが見えるようになるならやりたい！」

躊躇していた私も、息子のその声を聞いて覚悟を決めます。

こうして、オルソケラトロジーの模索的使用が始まりました。

使用を開始した翌日には、視力はあまり出ませんでした。やはり長男の進行状況では、矯正の度合いもキツくなるので、効果が出るのに時間を要する面もあったのでしょう。

数日経つと、「遠くがちゃんと見えるようになってきた」と長男が私に言いました。どうやらきちんと見えて、問題なく使えているようです。まずは幸先よく、スタートを切ることができました。

目への負担を考慮した時には、最初から長男の近視度数に合わせた矯正を行うことはできませんでした。

なので、初めは少し弱めのレンズから始めました。そして少しずつ、視え具合や使用実感をうかがいながら、その矯正の度合いを上げていったのです。

マイナス５・５、６・０と徐々に上げていき、現在、長男は「マイナス６・５」に合わせたオルソケラトロジーレンズを使用し、快適に問題なく暮らしています。

高校生になりたての時には「マイナス７・５」だった状態は、何とそれから７年経った今も変わっていません。幸運にも、息子とオルソケラトロジーの相性はとても良かったという点もあるとは思います。

「マイナス7・5」の目に「マイナス6・5」のレンズですからフルに矯正するには至っておりませんが、本人はよく見えると言っています。「視力1・0」くらいまでは出ているようです。

3年前には車の免許も取得して、最初は〝大丈夫かなぁ〟と心配もしていたのですが、事故を起こすこともなく無事に過ごしているようです。

使用の過程にはこうした苦労もありましたが、話し合いを重ね自分たちで最終的に納得のいく選択をしたことで、妻も息子たちもそして私も、落ち着いた心持ちで治療に臨むことができたと思います。

結果も満足のいくもので、現状は目に関する不安もありません。

今ではあの辛かった近視発症初期の頃のことも、「あの頃は大変だったよね～」というくらいの口調で家族の話題に上ったりする時さえあります。

遺伝から始まり、その進行に怯えた日々……。

その苦難を、私たちはこうして乗り越えたのです。

Story 5
反撃開始～家族の再生

私たち家族に、平穏が訪れました。

Science Fact 5

希望〜決定版、2つの対処法とそのミックス

本章ではいよいよ、近視を発症してしまった後の具体的な進行の抑制方法について、細かく述べていきます。

特に最終項の『オルソケラトロジーとアトロピンの併用』は、数年に亘り私が携わってきた研究の成果であり、手前味噌で誠に恐縮ではありますが、〝世界で初めての比較検証〟でもありました。

既に医学者向けには論文として発表し、一定の評価を得ているものです。

〝オルソケラトロジーとアトロピン〟

以下、項目に分けて丁寧に説明したいと思います。

(1) アトロピン0・01%点眼液

２０１２年に、その効能について初めての論文が出された、比較的新しい点眼薬です。

本章のメイン（主役）はオルソケラトロジーなのですが、まずはこのアトロピンの説明から入りたいと思います。

焦《じ》らすわけではありません（笑）。一般に目薬は普段から皆さんにも馴染みのあるものですし、実際のところ、取り扱いは容易だからです。

さて、アトロピン点眼液です。

このアトロピンにつきましては、何といっても、〝さすだけ〟というのが魅力です。

一日に一回、毎晩、継続的に使用を続けてください。

使用法は普通の目薬と変わらず、値段も比較的安いので、敷居低く始められる治療法だと思われます。

かつての処方点眼薬の主流であった目の筋肉を弛緩させる目薬などではなくアト

ロピンを私がお薦めするのは、近視の進行を抑制する効果がきちんと実証されているからです。

２０１９年に国内で行われた臨床試験の結果（眼軸長の伸展の計測）では、２年間の近視進行の抑制率は18％でした。治療の簡易さからしましたら、なかなかの効果です。

そのような抑制効果をもたらすメカニズム（〝作用機序〟と言います）につきましては、未だに完全には明らかにされておりませんが、大まかに言えば、眼軸長制御にかかわりのある網脈絡膜に薬液の成分が働き掛けているのだろうと推測されています。

ただ、視えるようにはなりません（さすだけで視力も出るなら良かったのですが）。なので別途、視力を矯正する対処は必要となります。

アトロピン点眼液には、その濃度に応じて幾つかの種類があります。

アトロピン〝０・０１％〟は〝低濃度〟に分類されます。その低濃度アトロピンにも、０・０５％、０・０２５％、０・０１％など各種あります。

濃度を高めた方が効果は高くなりますが、その一方で副作用も生じます。薬には定番のジレンマです。

具体的には、近くが少し見えづらく感じてしまったり（調節鈍麻による近見障害）、日中は光が眩しく見えてしまうこと（散瞳《さんどう》による羞明《しゅうめい》）があります。「０・０１％」の場合、そのような副作用もほとんどなく、一方で、一定の抑制効果もきちんと確認されています。

なので、トータルのバランスから見て私がお薦めするのは、この『低濃度アトロピン０・０１％』ということになります。

(2) オルソケラトロジー

さぁ、いよいよ本題と申しますか、本章のメインであるオルソケラトロジーのご説明に入ります。真打ち登場です。

私がオルソケラトロジーを推すのは、近視の矯正と進行の抑制をこれ一つで担《にな》えるからです。

先にも述べました『視える化×目の将来の安心』が、このオルソケラトロジーの継続使用によって可能になります。

その効能や取り扱い方、その際の注意点などについて、詳しく順に述べていこうと思います。

オルソケラトロジーとは、〝夜、寝る前に着けるハード・コンタクトレンズ〟です。

直訳すると〝角膜矯正学〟となります。

『Orthokeratology』、ortho は矯正、kerato は角膜、logy は学問を意味します。型をつけて歪みを直すという意味では、歯の矯正と同じ理屈です。近年の矯正技術の進歩は、関節矯正、骨盤矯正など、他にも広く見られます。

オルソケラトロジーのレンズは、通常のハード・コンタクトレンズとは違って、

図解5　オルソケラトロジーの仕組み

A.レンズ装用前

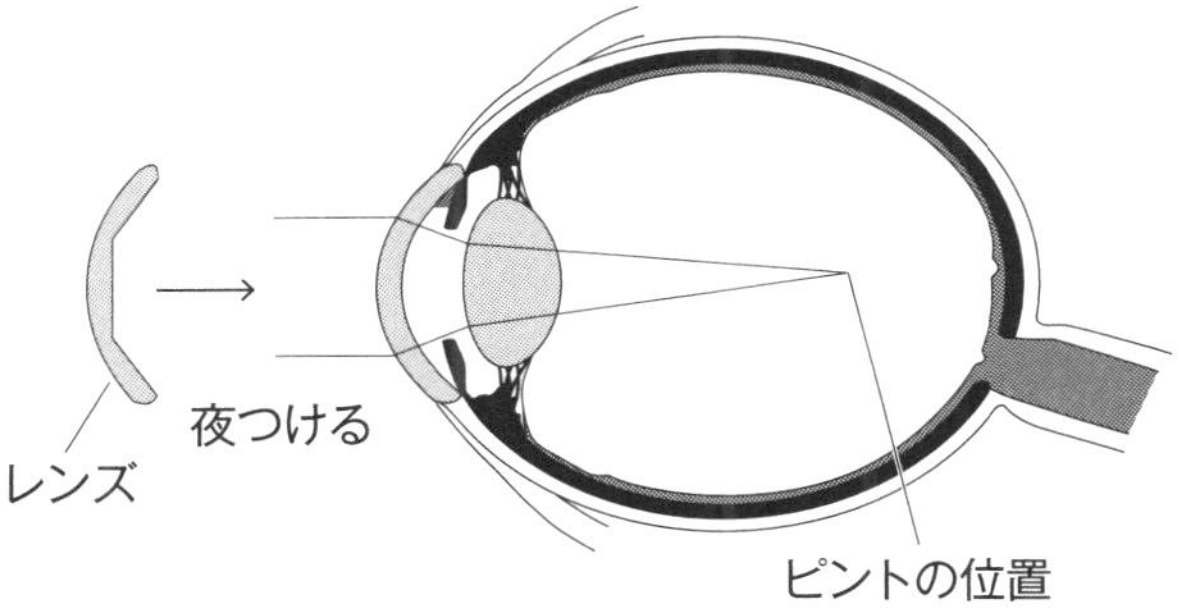

B.レンズ装用後

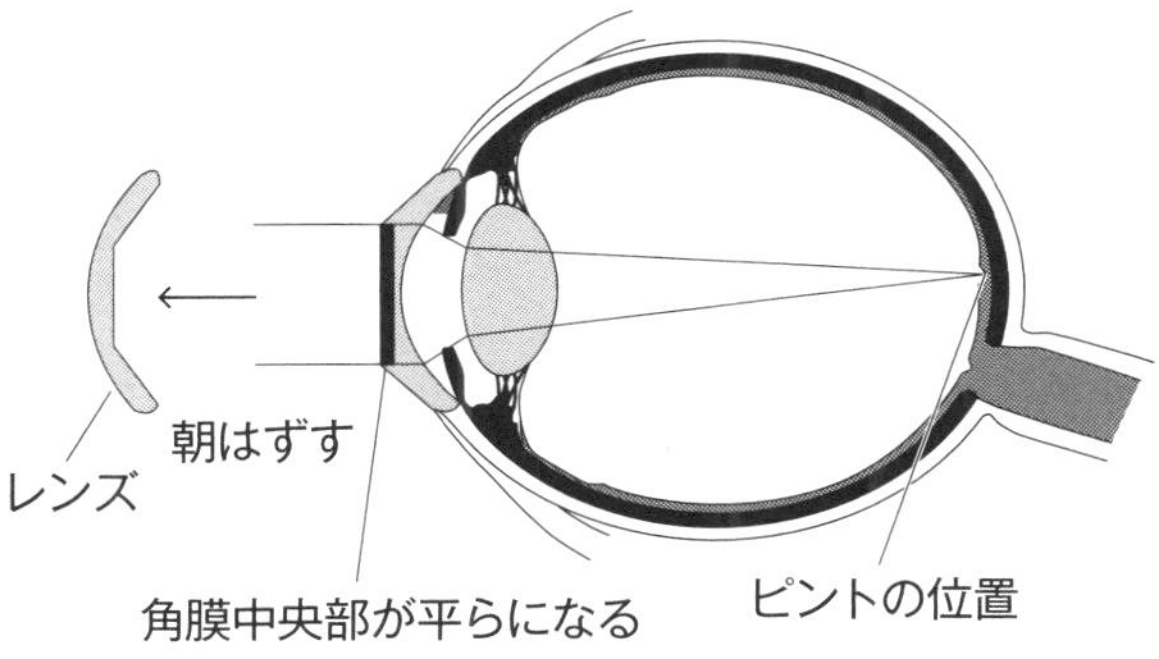

真ん中が平らな作りになっています。

それが黒目（角膜）の部分をぐっとへこませる、つまりは矯正することによって、角膜のカーブの角度を平らにします。

そうすることで角膜の屈折力が小さくなるので、眼軸長が伸びてしまい、像が手前に結んでいたのを、少し奥に結ばせ帳尻を合わせるのです。要は、ピントの合う位置を調整するのですね（図解5）。

その結果、オルソケラトロジーには近視矯正の効果があります。起きたらレンズを外し、その日の日中の活動時間は〝裸眼でも〟遠くが見えるようになります。

例えば次男は水泳をしておりましたので、レンズを入れずに活動できるオルソケラトロジーの方が、通常のコンタクトレンズよりも適していました。

水泳に限らず、この頃は種々の競技のアスリートたちが、この技術を愛用されているようです。

のみならず、近年の臨床試験の積み重ねによって、オルソケラトロジーには近視の進行の抑制効果もあることが分かってきました。

当初は裸眼での視力の矯正が主眼でしたので、これは言わば後から判明したオマケの効果なのですが、私に言わせれば、まさしくここが『オルソケラトロジーの革新部分（かつ核心部分）』ということになります。

この点で、メガネやコンタクトレンズ等の近視矯正手段とオルソケラトロジーは、〝本質的に〟区別されます。

理由はもう分かりますね（笑）。〝強度近視への悪化に対しブレーキをかけられるから〟です。

より具体的には、その先にある近視性黄斑変性や網膜剥離などの病気の発症のリスクを減少させることができると考えられます（くどいようで恐縮ですが、ここはとても大切な点なので）。

さて、使用方法に参りましょう。

毎日（毎晩）、続けなければなりません。

使用を継続すると言いましても、寝ている時以外はレンズを付けておらず、裸眼での活動が可能です。

通常のコンタクトレンズは、活動する時に目に入れて近視を矯正しますが、オルソケラトロジーの場合は、予め寝ている間に矯正をしておくことによって、日中の活動時の視力を助けるのです。

継続使用を中断しますと、矯正されていた角膜は元の角度に戻り、視力もまた、元に戻ってしまいます。

継続的に使用をしていくことで、近視の進行が抑制され、また、快適に安定した〝視える化〟が可能となります。

身体に用いるテクノロジーである以上、使用の際には、気を付けていただかなければならない点もあります。『取り扱いにおける注意点』についても触れておきましょう。

ここで特に注意を喚起しておきたいのは、毎日、装着した後のレンズの消毒ケアをしなければならないということです。

清潔に使わないと雑菌が繁殖してしまい、場合によっては、角膜の汚染による〝角膜潰瘍などを引き起こす危険性〟があります。

少し恐いと思われる方もおられると思いますが、この点は、オルソケラトロジーに限らず〝一般のコンタクトレンズも同様〟です。なので、特に恐れたりナーバスになったりすることはありません。

ただ、小さなお子様に使われる場合には、やはりご両親の協力は不可欠であると考えます。レンズのケアについて、大人の誰かがちゃんとチェックすることを、ぜひともお願いしたいと思います。

なお、３カ月に一度の検診が、レンズとの相性やその後の状態のチェック等、目の安全性のために必要となります。この点も、通常のコンタクトレンズと同様です。

続いて、気になる進行の抑制効果についての解説に入ります。

２０１６年の〝複数の比較試験を総合的にまとめた報告〟によりますと、メガネと比べた2年間の近視進行の抑制率は平均43％でした。つまりはその後の進行が、およそ半分くらいのスピードにまで抑えられていたのです。

実証されたこの数値によって、オルソケラトロジーは、現在、最も確かな近視の抑制方法の一つだと言ってよいと思います。

また、日本人を含むアジア人の方が、欧米人と比べて抑制効果がより大きく出ることも分かっています。オルソケラトロジーは、日本人にとっては〝ちょっとオトクなテクノロジー〟なのです。

なぜオルソケラトロジーに近視の抑制効果が生じるのか（作用機序）については、まだ正確な理論づけはできていません。

〝角膜を機械的に平らにへこませるおかげで近視の抑制の効果が生じているのではないか〟と、私は当初は考えておりました。

現在は、光学的機序による仮説が立てられています。大まかに申しますと『角膜の周辺から斜めに入ってきた光が、網膜より手前にピントを結ぶため抑制に働く』

図解6　オルソケラトロジーが進行を抑制する理由

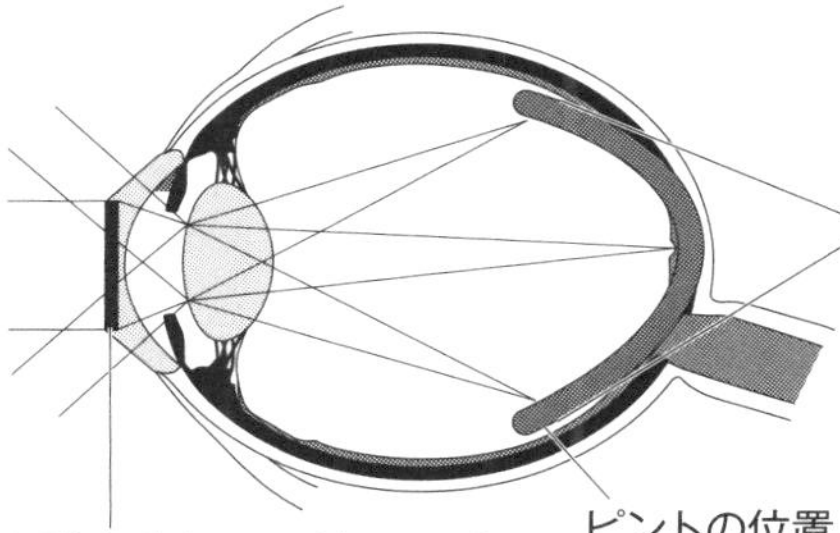

のではないかと推測されています（図解6）。

具体的な処方の場面についても記しておきましょう。

私のところに診察に来ていただいた方には、これまでの生活状況や現在の目の状態も見聞きさせていただき、経過観察のスケジュールや今後の目のことについての助言も合わせて行うことができると思います。

簡潔に流れを申しますと、屈折値を計測し、適格な矯正度数を出し、使用方法の説明、それから毎日のケアの仕方や使用上の注意の確認をして、最後にレンズをお渡しするという流れになります。

処方する際には、レンズをフィットさせる微調整がありますが、一連の流れや手続きには、数時間を見ていただければ十分です。早めの時間帯に診療に来ていただきましたら、その日のうちにレンズをお渡しすることが可能です。

その夜から試験的な使用を開始していただき、一週間後に、チェックも兼ねた検診を行います。そこで特に問題がなければ、継続的な日常使用に入っていくという流れになります。

なお、オルソケラトロジーにつきましては、〝近視があまり進行していない早い段階〟での使用の開始をお薦めします。

オルソケラトロジーは、角膜のカーブの角度を矯正する技術です。角膜をへこませられる量には限界もあるので、〝極めて強度の近視の場合〟には、完全な視力矯正はできません。

ちなみに、有効に使用できる近視の進行度合いについて、『日本コンタクトレンズ学会』のガイドラインは「マイナス4・0」までを推奨しています。

『物語の章』で書きました長男の場合（「マイナス6・5」矯正）は、相当なまでに近視が進行してしまった事例でした。

一方でそれは、それでも未だ希望を失わなくてもいいという一例と見ることもできるでしょう。

しかしながら、そうしたギリギリの状態になる以前から使用を開始された方が、その後の治療がスムーズにいくことは言うまでもありません。

〝小まめなチェックと早めの治療の開始を推奨したい〟

そのことは、お願いも込めて、この項の最後に述べておきたいと思います。

（3）最強のタッグ?～『オルソケラトロジー×アトロピン』の併用

寝る時にオルソケラトロジーレンズを装着する5分以上前にアトロピン点眼液をさすことで、両者の併用が可能です。

進行抑制効果の認められる目薬の濃度は一つではありませんが、現在のところアトロピン0・01％が、オルソケラトロジーの最高のタッグパートナーであると私は考えています。数年に亘る、自身が携わった比較試験の実証結果に基づいております。

〝有用な治療法だから、両方ともやった方がやはり一般的にも効くのかな……〟

子供たちの経過を見ながら、ある時そんな疑問が湧きました。併用療法と言っても、アトロピンは使用も簡易です。自らの経験に基づき、それを広く確かめるための研究でした。

そしてその結果、期待を上回る〝高い相乗効果〟が実証されました。

併用療法による2年間の近視進行の抑制率は、なんと59％相当（！）だったのです。オルソケラトロジー単体での効果は43％でしたから、その約1・5倍になります。

頼もしいタッグであることは、分かっていただけたのではないでしょうか。

併用療法の場合には様々な組み合わせがあり得ますから、これから先に〝より良いパターン〟が発見される可能性は大いにあります。

真に最善の組み合わせの解明は、これからの臨床試験の結果にかかっております。
今後の更なる進展が望まれます。

CHAPTER's VIEW

(1) アトロピン0・01%点眼液

↓副作用の少ない安全性
↓〝さすだけ〟のお手軽さ
↓治療コストが比較的安価
↓それでいて18%の進行抑制率
↓ただし、それで〝視える化〟されるわけではない

(2) オルソケラトロジー

↓活動時間帯は〝裸眼での視える化〟が可能

⬇＝『視える化×将来の目の安心』がこれ一つで

⬇進行抑制率は43％

⬇あまりにも近視が進んでしまった後だと、段階的に慎重な使用が必要に

⬇取り扱いには、通常のコンタクトレンズと同じく〝清潔なケア〟が必要

(3) 併用

⬇近視進行を抑制する最強タッグ

⬇進行抑制率は59％

⬇＝オルソケラトロジー単体使用の約1・5倍（！）

⬇真に最善の組み合わせの解明は今後の研究次第

Interview 2

母として、妻として

インタビュアー（野咲）付記～

この章では木下先生の奥様に、「長男の近視を発症された辺りから現在に至るまでの心境」についてゆっくりと語っていただきました。

朗らかにして天真爛漫ながら、快活な方でした。〝小さなお子さんの母〟としての深い愛情と、〝医師の妻〟としての凛とした立ち振る舞いが、言葉の中に程よく入り混ざっていたような印象があります。

失敗談も含めて読む方たちの参考にしてほしいということで、普通ならば言いづらいであろうことも、ありのまま正直に語ってくださいました。

言い回しの中には先生の言葉と重なるところが多々あり、〝いつもたくさんのことを話し合われたり、相談し合って来られたのだろうな〟と感じました。

本当に辛かった頃からは時が経ったということもあるのか、表情や声色は常に明るく、インタビューも終始、打ち解けた和やかなムードで進行しました。

「あの頃のことは、鮮明に憶えていますね。主人が医学生、私が助産師の学生の時に出逢ったところから始まっていて。その時はお互いに、近視であるっていうことをそこまで意識はしていなかったんですよ。

やがて結婚して、ちょっと足踏みの時期もありましたけど、主人も眼科を専攻できるようになりました。段階を経ながら、少しずつ着実に目のことを勉強していましたね。なので、〝強度近視というものがどんなに恐ろしい病気なのか〟っていうことを、側にいながらいつも聞かされていたんですよね。私の方が近視が強かったので、〝私の目、この先どうなってしまうのかな〟って……。そんな不安をずっと抱えてはいました。

結婚した翌年には子供が生まれました。ただその時は、こんなに早く近視を発症するなんて夢にも思っていなかったですね。

今はこういうご時世で、〝お受験〟とかもあるじゃないですか。私が子供だった頃とはずいぶん違ってきていますよね。教育なんかも、本当に小さな頃から始めるようになって。最初の子供でもありましたし、私もその流れに乗って、そうした幼児教育的なことを始めていました」

「今どきのご家庭では珍しくはないんでしょうね」

「そうですね。周りにもそういうお母さん方はたくさんいました（頷く）。

それで、ちっちゃな頃から目を酷使していましたから。子供って、集中しちゃうと瞬きもしないで〝じいっ〟と見てしまうんですよね。その分、目への負担も余計に大きくなってしまうんだと思います。遺伝もあったでしょうし、そういうのもあって、長男は幼くして近視を発症してしまったんです。私は小学校5年生で近視を発症したんですけど。それからどんどん悪くなっていったんですね。なのにあの子は5歳。たった5歳で、これから先まだまだ近視は進むんです。〝あぁ、この子の目は一体どうなっちゃうのかな〟って思ったら、それはもう、恐ろしくて。

それで、一生懸命調べて、視力回復センターに行ったんですよ。そこから、〝ひたすら訓練〟の日々が始まりました。藁にもすがる思いで通っていましたね。そこの先生方には、いつも励ましていただいていました」

「先生は、特に奥様は今でも回復センターには感謝していると仰っていました」

「えぇ。それはもう、本当に。心の拠り所だったんです。私たちに寄り添ってくれる場所でした。通っているお母さん方も、私と一緒でやっぱり近視だったりもして。同じように悩んでいる姿を見て、そこでお話をしながらお互いに励まし合って。〝辛いけど、頑張っていきましょうね〟って、お友だち同士で（笑）。今こうやって思い出しますと、私だけでなく、みんながお子さんの目に不安を抱えていましたね」

「そういえば、最初にこの本を出すことを提案されたのは奥様だったと伺いました」

「そうですね。私自身も、不安になったり、辛い思いもいっぱいしましたし。いろんなことがあって、どうにかしてやっと乗り越えてきたという経緯もありましたから……」

「その時のことを、子供を持つ他のお母様方にもお伝えしたいと」

「そうです。そういった貴重な経験を私たちだけの中で終わらせたらもったいないんじゃないかって。何か少しでも参考にしていただけたらな、と思ったんです」

「お話は、訓練が始まったばかりのところでした。それはなかなかハードだったとお聞きしましたが（笑）」

「そうですねぇ（苦笑）。毎朝、毎晩、一日2回はずっと、欠かさずにやっていましたね。7年くらいは続いたと思います」

「新築の際に設備をお家に用意されて、とのことでした」

「そうなんです。いつでも、毎日、すぐにできるようにと。

一方で長男を育てていた時には、〝勉強もさせなければ〟という思いも強くありました。でも、近視が進むのも恐い。そういうジレンマみたいなものは常にあって。だから最初の頃なんかは、勉強しては目の訓練、勉強しては目の訓練といった感じで」

「それは、小さなお子さんにとってはなかなか大変なことですね」

「泣きながらやっている時もあったので」

「泣きながら！」

「はい」

「涙を溢《こぼ》しながら、〝右〟とか、〝左上〟とかやってたんですね（苦笑）」

「本当に、今では反省もしています。第一子って、自分たちも初めて親になるわけですから。どういうふうに子供を育てていけばいいのかが分からなくて。でもやっぱり、将来食べていくには困らないぐらいの学力は、この子につけておいてあげなければならないなと、自分には大した学力もないのにその時は思うわけですよ。それが条件（環境）を悪くして、近視を早める原因にもなっていたっていうことを後から知って。すごく落ち込んで、ショックも受けました。もうちょっとやり方があったかな、自分のせいだったかなって……」

「そう考えてしまいますよね。あるいはもしかしたら遺伝だけのせいなのか、本当のところは分からないですけれどもね」

「そうですね。でもとにかく、良かれと思ってしたことに、そういう盲点があったと申しますか」

「目だけに〝盲点〟だなんて。なかなかインタビュー慣れされていますね（笑）」

「いえいえ、そんな（照笑）。たまたまですよ。でも、ちゃんと記憶を整理して、お役に立てればと思って準備はして来たんです。ちゃんと話せてますかね」

「とても良い感じですよ。すみません、話の腰を折ってしまいました。続きをお願いします」

「そうですねぇ、訓練はとにかく必死でした。帰省したりとか、沖縄旅行に行った時なんかも、必ず、どこに行く時もそれを持って行って。けっこう大きくてかさばるんですけど、訓練表を荷物に詰めて」

「旅行先でも訓練をされるんですね」

「そうです。強迫観念のように。訓練を休むのも恐くて」

「訓練というより、もはや特訓ですね（笑）」

「特訓？」

「7年間、朝晩欠かさずにほぼ毎日っていうのは凄いことです。それが素振りだったら甲子園に行けますよ（笑）」

「まぁ！　確かにそうですよね。でも、視力検査だったからなぁ（ガッカリする）」

「そういう〝何かを継続するという経験〟は貴重だったのではないかと、僕は思います」

「ありがとうございます。それで、そうやっているうちに0・3くらいだった視力が、最高で1・0くらいまで見える様になったんですけど」

「それはなかなか凄いですね。やっぱり特訓の成果です」

「確かに（笑）。ただ、ある程度いきますと、やっぱり訓練だけでは追いつかなくなってきて、また下がって来たんですね」

「それほどの訓練を続けながら」

「0・9、0・8とか落ちてくるんですよ。小学校の2年生くらいになってくると。それでまた焦りだして。次は何をしたらいいんだろう、どうしようって」

「それは落ち込みますね」

「えぇ、その時は本当に（頷く）。今回、お話の準備のために当時の手帳を見ていたら、余白の所に、自分に向けたメッセージみたいなものが見つかったんですよ。〝一生懸命、二人で頑張ろうね〟とか〝沖縄旅行にも訓練表を持って行こう！〟とか」

「誰かに向けてではなく、ご自分を励ますように？」

「そうなんですよ（照笑）。それを見て、あぁ、こんなふうにしてたんだなぁって。そこには、若かりし頃の私の純粋なコメントが書いてあって」

「そうですね。それは確かに純粋な」

「可愛らしかったなぁと思いながら、今は強くなっちゃったなぁと思いながら（笑）。本当に頑張ってたんだなぁって思い出しました、読み返しながら。この頃はもう、すっかり忘れてましたけどね」

「そういう、大変な時期だったのですね」

「そうでしたね。大変だったと思います」

「ところで、一つ伺いたいのですが」

「何でしょうか」

「その訓練によって視力が出たとしても、〝眼軸長の伸展〟は抑制されていないわけですよね？」

「そうです。病院に行って検査をしても、〝屈折値〟は変わっていなくて。でも、やっぱり普段の訓練で〝視力検査の数字〟が良くなることは、安心に繋がっていたのも事実で」

「先生は、それについては？　つまり、〝訓練で見えても、網膜剥離などのリスクは減らないんだよ〟っていうことを奥様に言ったりはしませんでした？」

「それは言いませんでしたね。主人も見えるようになるのは嬉しかったでしょうし。ただ、病院での検査を恐がっていたのは確かだったと思います。ですから、そのうちだんだんと、それも避けるようになって」

「それが、例の〝空白の３年〟に繋がっていくんですね」

「そうです。彼は今でもそれを悔やんでいると思います。もちろん、私も」

「〝近視を矯正しても、強度近視のリスクは減らない〟、減らせない。インタビューで先生とお話しして、先が見えているのに打つ手のない残酷さというものを僕はひしひしと感じたんです。努力するお二人を静かに見守りながら、同時に〝知るからこそ〟の無力感や孤独感があったのだとすれば、先生もまたとても辛い時期だったかもしれませんね」

「そうかもしれません。きっとそうだと思います」

「先生は、ご長男が発症された直後などには、喧嘩が絶えなくなったと仰っていました。更には、一時は家庭崩壊の危機だったとも」

「そうですね、家族というか、夫婦崩壊の危機ですねぇ（笑）。夫婦の仲が険悪と言いますか、うぅん何だろう……、〝悲しい関係〟になっちゃったなぁ、というのはその時ですね」

「夫婦であると同時に、ご主人はお医者さんだったり、奥様はお母さんであったり、お立場の違うところもあるわけですよね。〝そりゃないよなぁ〟と思ったことなんかはありましたか？」

「〝そりゃないよなぁ〟ですか……。

（少し考えて、一つ手を打つ）

〝ホームビデオ事件〟ですね！」

「ホームビデオ、ですか」

「息子が食卓テーブルに向かって座っていて、プリント問題を解いている。発症するより前のそんな動画が出てきたんですよ。それを観たのは、別に目のことを知りたくてとかではなくって、〝たまたま〟だったんですけど」

「家族団欒で昔のホームビデオを観ていたのですね？」

「確か、夕食の後だったと思います（頷く）。それで、その時の息子はまだ小さくて、椅子の高さも合っていなかったんです。こんな感じで（前のめりの姿勢）、覗き込むようにして一生懸命やっていて。〝これが原因の一つかな〟って思いました。主人も一緒にそれを観ていて、〝そうだ、これだ！〟っていう感じで」

「〝動かぬ証拠〟、的な」

「そうです。取り返しのつかないことをしてしまったんだって、その時は思いました」

「ショックを受けますよね」

「それで、それを観た後に、いや、観ながら言い争いになって」

「エスカレートされた」

「〝どうして止めなかったんだ〟、みたいなところから始まって、〝それを言うならあなただって止めなかったじゃない〟」

「水の掛け合い的な論争ですね（苦笑）」

「しまいには、〝僕たちが出逢わなければ〟って、そうすればこんなことにはならなかったって」

「それはひどい……」

「責め方が冷たい……」

「よく分かりました。それが奥様からの言い分、ご主張ということで（笑）」

「そうです。これが私の主張（笑）。でも、それを息子にさせていたのは事実ですし、後からしっかり反省するべきことなんですけど」

「家族危機の火種が、何気ない日常風景の中にたまたま映り込んでいたんですね。ホームビデオ事件、とても面白いエピソードでした」

「大変な事件でした（苦笑）」


「続いて、ご次男も発症されますよね。〝第2波〟みたいな感じもあったようで、少し聞きづらいところもありますが、その時の心境もお聞かせください」

「ちっちゃな第2波でしたよ。お兄ちゃんの時で経験しているので。長男の時が、それはもう大変な波でしたから」

「そうですか」

「近視にさせないのは無理だろうと思ってたんですね。後ろに延ばせればいいや、と。〝近視を発症する時期をできるだけ遅らせよう〟っていうのが主人との話し合いの上での作戦でした。

５歳は取りあえずクリアして、小学校に上がった、高学年まで来た、そういうふうに段階的に考えていました。

その代わり、勉強はお兄ちゃんほど熱心にはさせませんでした。次男は水泳を頑張っていたので、〝塾の方はいいよ〟って。肩肘張らずに、少し手抜きをしたっていうか（笑）」

「ご長男の時の教訓が生かされたのですね」

「はい（頷く）。あんまり頑張り過ぎても、そんなに変わらないなっていうのも正直ありましたし。そういうお兄ちゃんの時の反省もあって」

「見事な成長と申しますか、落ち着いた対応に思われました。先生は、〝呪いのようだった〟と仰って大変なショックだったみたいですが」

「できれば、そうはならないようにとも思っていたんでしょうね。ただ私の場合は、自分の方が近視もとても強かったですし、〝免れないだろう〟と思っていましたから」

「女性は強い（笑）」

「少し大人になってから生まれた子供でもありますし、きっと余計に可愛かったんだと思いますよ。次男はベビーフェイスで、顔も主人似なんです」

「なるほど」

「私は、長男との取り組みの時期がとにかく長かったですし、それと次男は発症してすぐにオルソケラトロジーにも出会えましたしね」

「そうか、ご長男の方はオルソケラトロジーに巡り会うまでに、既にかなりの月日が流れていたのですよね」

「ほんと、長かったですよねぇ（しみじみ頷く）。

今回、久しぶりに当時の日記を読み返しても、これを毎日やってたのかぁって。

辛い訓練を一緒に頑張ったっていうのもあって、長男の近視に関する出来事には、私は特に思い入れが強いと思いますね」

「〝必ず見えるようにしてあげるからね〟と、奥様が仰ったという先生のお話がとても印象的でした」

「そうですね……。やっぱり、そうやって長年に亘って一生懸命にやってきた姿を見てきたからこそ、思わず口を突いた一言だったんでしょうね。解決方法を見つけてくれたのは、主人でしたけど」

「先生にとっては、もう一度前を向く〝決意をさせる一言〟だったそうですよ」

「まぁ、そうですか（笑顔）。その後の私たちと同じように、オルソケラトロジーやアトロピンが、この本を読まれた方たちの明るい光、一筋の光になってくれたら、えぇ、本当に嬉しいと思いますね」

「今回、インタビューのためにこれまでのことを振り返って来ていただいたわけですが。辛かったろうなと思われるシーンも多々ありました。思い出してみて正直なところどうでしたか？　苦痛でした？」

「とんでもない。エンディングノートみたいでとても楽しかったですよ（笑）。主人とも改めてたくさん話もして、本当に良い機会でした。ありがとうございます」

「そう言っていただけたら何よりです。最後に、今となって思うことを聞かせてください」

「いろんな経緯があって、近視の治療における近年の大きな進歩もあって、それでようやくにして『オルソケラトロジーという方法』に巡り会えたわけですけれど……」

「そうか。息子さんたちがオルソケラトロジーを始めてからは6、7年くらいは経つんですよね。だいたいもう、その、呪縛から解放されて（笑）」

「まさに呪縛、そうですね（苦笑）。そこに行き着くまでには、ありとあらゆる感情を経過してきたのかなって思いますね、今となっては」

「〝あらゆる感情〟、ですか」

「動揺して、不安の中で一生懸命に頑張って、一度はもう本当に諦めて、それからまた前を向いて。その道中には、たくさんの喧嘩もありました。そういう一連を、家族でどうにかしてくぐり抜けて来たのかな、と思います」

「オルソケラトロジーという治療法に出会えたことで、明るくなりましたか？」

「そうですね。過剰に目の不安について思いを巡らすことはなくなりました。抑制方法が全くなかった時は、漫画はダメ、ゲームもダメ、そうやって目に悪いものを遠ざけることが強過ぎてしまって。特に長男については、小さな頃の楽しみを全部奪ってしまったんじゃないかって、いつも思うんです。話題といったら、一頃はいつも目の話ばかりでしたし……」

「家族との想い出を、これだけたくさん、しかもこんなに流暢に語れるお母様はそうはおられないと思いますよ」

「ありがとうございます。確かに、そう考えましたら、今となってはそれらもいい想い出かもしれませんね。あの頃に毎日使っていた訓練表もそのままですしね」

「〝例の特訓〟の行われた5メートルの特殊空間ですね（笑）。まだ片づけずに残されているのですか？」

「はい。普段は、使わなくなったものはすぐに片づける方なんですけど。あれだけは、捨てられませんね」

「それらはもはや、木下家の家屋の一部になってしまったんですね（笑）」

「そうです。それにもしかしたら、また孫の時に使うかもしれませんしね（笑）」

Interview 3

最後のインタビュー

「執筆お疲れ様でした」

「ありがとうございます」

「書き終えて、振り返ってみて、と言いますか、今思うことなどをお聞かせください」

「書くことは、いろんなことを振り返る良い機会となりました。特に最近の数年は、オルソケラトロジーとアトロピンの研究に夢中でしたね。自分のことはいつしか忘れ、目のことばかり考えていました（苦笑）」

「もともとの始まりは、ご自分の近視を治すためだったわけですよね。それは、やはり先生が今はお医者さんだからでしょうか？」

「こうして問題なく視えてもいますしね。この本を書いていましても、思い出すのは、取り乱した父であったり、見えなくなり始めた頃の長男の幼い顔だったり。その前には、近視の妻と結婚し、運命的に、それはとても近視の強い人で……。だから、宿命的なものと言いますか」

「宿命ですか？」

「どうすることもできず、宿命でここまで来たのかな、と。

それら全ての偶然が重なって、今に至っているような気もしますね。〝今となっては〟、というやつですね」

「近視の者同士が惹かれ合い（笑）」

「そう。そして二人で、子供たちも交えながら、時には喧嘩もありましたが、どうにか力を合わせて視界を切り拓いて来たような（笑）」

「それはとても素敵なことですね。『物語の章』の後半では、医療のことだけでなく、家族の絆を模索し、その絆は一度は壊れかけ、それでも諦めずに、時をかけ少しずつ取り戻していく。そういう〝家族の再生の物語〟のようにも思えました」

「いえいえ、とてもではありませんが、そんなに立派なものでもありませんよ。私は妻を責め、発症の直後などにはずいぶんと傷つけてしまったことも、多々あったと思います。その後も、とりわけ長男については、最善を尽くせず、遂には心折れて放置してしまった3年間もありました。本当に、今思い出してみましても、それは痛恨の……」

「その時に、奥様が〝必ず見えるようにしてあげるからね〟とお子さんに声を掛けられたのですよね」

「えぇ、長男にです。あれは、私の心に再び火をつける神の声のようにも思われました」

「動揺してぶつかり合うことも、模索してあがく日々も、後悔の残るような諦めの時期も、そしてそれでも再び心を合わせて前を向いていく団結も。全て、人間らしくて、何だかありありとその光景が浮かんできました」

「コミュニケーションの大切さというのは、今回書くことで改めて気づけた視点だったかもしれませんね。家族みんなで取り組むことの大切さと難しさが、確かにそこにはありました」

「そのような大変さを見せていただいたことで、その重要さを知るとともに、どこか励まされたような気もします」

「私たちの場合には、その時期にはまだ治療方法も実証的にはハッキリと示されていませんでしたし、たまたま私はその専門の医師で、その〝弊害だけ〟を知り過ぎるほどに知っていたのですから」

「打つ手なく焦りばかりがあった頃は、本当に辛そうに見えましたし、きっとそうだったのだと思います」

「今では、治療の道のりも見えてきましたし、またこの本を通じてある程度までは皆さんにも正しい捉え方や取るべき道筋をお示しできたと思います。なので、私の経験してきたほどの、修羅場と申しますか（苦笑）、そうした悲壮感は、もう決して持たれなくていいのだと思います」

「そういう苦労をして来ましたから、同じような境遇に置かれた方につきましては、

〝どうにか力になってあげたいな〟と、思います。治療を行うだけでなく、相談に乗ったり、何か変化が生じた時にはその都度に疑問に答えるなどしながら、長く寄り添っていけたらなと思っております」

「近視の増加の度合いはますます深刻化していますし、早期の発症も目立っているとのことでした。それだけではなく、〝何となく治療法があるらしい〟。でも、〝それは果たして安心してできるものなのだろうか〟、〝きちんと効果はあるのだろうか〟と、最近、新たに出現した選択肢を前にして悩んでいる方は少なくないと思います」

「本当にその通りですよね。この本を読んでいただいて、少しでもその辺の視界が開けてきたのなら良かったのですが」

「それは、これから読む方たちにもきっと伝わるのではないかと思いますよ」

「そういう方たちの力に、ちゃんと早期に治療すれば進行の抑制はできて、目の将来は守れるんだということを……、そうですね、特に、悩んでいるお母さんたちの力になれたらなぁ、と思います」

「それはどのように実現していきますか？」

「この本を通じてというのもありましたし、これから従事する『はんがい眼科 新宿センタービル』および『はんがい眼科 大宮院』での外来診療もそうです。外来は、会ってお話を聞けるのが大きいです。生活面のこととかもですね」

「外来診療については、視力に不安があって、これからのことを相談したいというくらいの段階でも聞きにいけますか？」

「もちろんＯＫです。『はんがい眼科 新宿センタービル』および『はんがい眼科 大宮院』は、今後は近視を柱の一つにしようとするクリニックですから。例えば、この本をお読みになって、オルソケラトロジーやアトロピンによる近視抑制治療が気になり、話だけでも聞かせてほしいという方も歓迎です。お子様の症状や、近視を発症されるまでの経緯、現在の置かれている状況なども伺いながら、より詳細に今行うべき対処法をお話しできると思います」

「それは大変に心強いですね」

「いえいえ（笑顔）、それが私の責務ですから」

「眼科医とは、〝近視に始まり、近視に終わる〟という先生のお言葉は、大変、実感がこもっておられて、何か科学的な知見や意味合いを超えたものもそこにはあるように感じられました」

「そうやって自分以外の人の口から聞かされますと、何だか恥ずかしいし、照れ臭いですね（笑）。でも、きちんと見える快適な視生活を実現すると同時に、目の将来のことも見通し、患者さんと一緒にその方策を考えていくことは、眼科医の基本としてとても大切なことなんだと思います」

「最後に、近視を研究し、治療に取り組み続けていくことは、先生にとって一言でいえば何でしょうか？」

「……」

（少しの間があり）

「天命ですね」

「ありがとうございました（新しい時代の、握手〝的〟なナックルタッチ）」

おわりに

一頃前に、これから生まれる子供たちの半数以上が105歳まで生きるであろうという内容の本が、日本でも大きく取り上げられ話題になりました（『ライフ・シフト』リンダ・グラットン、アンドリュー・スコット著、池村千秋訳、東洋経済新報社2016年）。また、iPS細胞研究の大家である山中伸弥教授によれば、それほど遠くはない将来に、日本人の平均寿命はなんと120歳を超えることもあり得るのだとか。

細かな数字の違いは置いても、いわゆる〝長寿時代〟というものが、間もなく人類に訪れるのでしょう。

医師の立場から説くまでもなく、長生きできることは多くの人が望むことであり、そんな未来は私にとっても楽しみでもあります。

その一方で、スマホをはじめとして〝目を酷使するテクノロジー〟は私たちの生活とますます密着し、現代人の目に蓄積するダメージはこれまでに前例がないものともなっています。

〝長寿時代〟

そして、〝目に過酷な時代〟。

これらを併せて見ますと、きちんとモノを見ることのできる健康状態で長生きする、そのために必要となる計画性は、医師から一般の方たちに対し、未だ十分には示されていないと思われます。

そのような問題意識から、本書では、様々な対処法や常日頃からの心掛けを述べてきました。

最後にもう一度、整理させてください。

豊かな自然に目で触れること。のびのびと外で遊ぶこと。これは近視についてのみならず、現代人の生活全般を見直す上でも、大切なことです。

眼軸長が伸び切ってしまうと回復が困難であるため、近視にあっては、その発症に少しでも早く気づけるための定期的なチェックが必要です。

そして近視の発症が分かったら、諦めたり放置したりするのではなく、早めの対策を打つこと。近視を専門とする医師に遠慮なくご相談ください（この点、やや宣伝的なキライもありますが〜笑）。

その際には、今後も進化していくであろう治療法の中から、最善の治療法を選択することも。

本書では、この10年ほどの間に劇的と言ってもいいほどの大きな進化を遂げた近視抑制の治療法について、論文の発表で用いた最先端の医学的知見を基に紹介させていただきました。

長年に亘る大学病院での勤務で近視抑制の研究による研鑽を積み重ねてきた私ですが、この度、２０２１年6月からは『はんがい眼科 新宿センタービル』および『はんがい眼科 大宮院』で外来診療を受け持ち、近視の患者さんたちとじかに触れ合うことができるようになりました。

研究時代と変わらず、進化を止めない最先端の医療技術に広くアンテナを張りながらも、近視のお子様をお持ちのご両親たちには、自身の体験も経験として生かし、〝正しい治療〟を行うと同時にその〝心の支え〟にもなっていけたらと思います。

正しく認識し速やかな対処をすれば、近視は今や、ある程度は克服することができるのです。


本書がきっかけとなり、かつて私や妻そして息子たちがそうであったように、近視を発症し不安に苛《さいな》まれるご家庭の方たちが、目のことを正しく理解し、希望を持って未来へと踏み出して下さることを……、著者である私は今、強く願ってやみません。

〈著者紹介〉

木下 望 （きのした のぞみ）

医学博士・眼科専門医

1995年 自治医科大学医学部 卒業
　　　兵庫県立淡路病院 初期研修医
1997年 美方町国保大谷診療所 所長
1998年 公立村岡病院 内科 医員
2000年 自治医科大学附属大宮医療センター 眼科 後期研修医
2002年 公立和田山病院 眼科 医長
2004年 自治医科大学附属さいたま医療センター 眼科 助教
2012年 自治医科大学附属さいたま医療センター 眼科 講師
2021年 医療法人クラルス はんがい眼科新宿センタービル 院長

クロニクル×2

	目にかかわるテクノロジー	木下望——個人史
1975	世界最初のパソコン、米ＭＩＴＳ社＝Ａｌｔａｉｒ８８００	
1978	国産各社（日立、シャープ、ＮＥＣ ｅｔｃ……）、立て続けにパソコン発表	
1983	任天堂、家庭用ゲーム機『ファミリーコンピュータ』を発売	近視を発症、急速に進行
1984		超音波治療器を購入
1988	本格ＲＰＧ、ドラゴンクエストⅢ（エニックス社）が大ヒット	
1989	任天堂、携帯型ゲーム機『ゲームボーイ』を発売	自治医科大学入学

1994	世界最初のスマートフォン、米IBM社＝Simon Personal	
1995		同大学卒業
2000	ソニー、次世代ハードウェア、プレイステーション2を発売	眼科医に
2002		長男、5歳で近視を発症
2007	スマートフォンの普及、Apple社＝iPhone	
2009		（オルソケラトロジー、日本で承認）
2012		次男、近視を発症
2013		オルソケラトロジー×アトロピン使用開始
2015	文科省、『学びのイノベーション事業』でタブレット教育の推進	

近視《きんし》から子《こ》どもたちの目《め》を守《まも》れ！
近視《きんし》と闘《たたか》い続《つづ》けた眼科医《がんかい》からのメッセージ

2021年7月28日　第1刷発行

著　者　木下 望
発行人　久保田貴幸

発行元　株式会社 幻冬舎メディアコンサルティング
〒151-0051　東京都渋谷区千駄ヶ谷4-9-7
電話　03-5411-6440（編集）

発売元　株式会社 幻冬舎
〒151-0051　東京都渋谷区千駄ヶ谷4-9-7
電話　03-5411-6222（営業）

印刷・製本　中央精版印刷株式会社
装　丁　伊藤秀一

ISBN 978-4-344-93531-0 C0095
幻冬舎メディアコンサルティングHP
http://www.gentosha-mc.com/